EXAMEN

DES

DOCTRINES MÉDICALES

ET DE LA THÉRAPEUTIQUE

DES MALADIES SYPHILITIQUES

SUIVI D'OBSERVATIONS DE GUÉRISONS

PAR LE DOCTEUR

GIRAUDEAU (DE SAINT-GERVAIS)

CHEVALIER DE LA LÉGION D'HONNEUR.

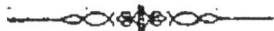

————◇◆◇————

PARIS

CHEZ L'AUTEUR, RUE RICHER, 12,

Et chez tous les Libraires.

TABLE DES MATIÈRES.

EXAMEN

DES

DOCTRINES MÉDICALES

ET DE LA THÉRAPEUTIQUE

DES MALADIES SYPHILITIQUES

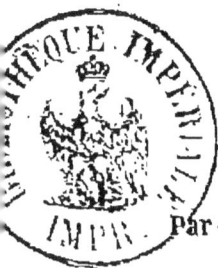

Par le docteur GIRAUDEAU (de SAINT-GERVAIS).

Du virus syphilitique.

Nous ne venons point grossir en vain le nombre des détracteurs frivoles et surannés de la médecine. Il est facile de signaler les révolutions périodiques et les controverses contradictoires d'une science imparfaite; mais qu'importe qu'un médecin dise non avec Hippocrate, que l'autre dise oui avec Galien? Ne savons-nous pas que la lutte et le bruit sont partout les conditions du progrès? Ne savons-nous pas que du choc des opinions la vérité doit naître un jour? On répète sans cesse que la médecine est une science conjecturale, qui ne procède que par des tâtonnements incertains et des approximations routinières. Il serait plus équitable de voir en elle la plus difficile des sciences expérimentales, et de ne pas contester aux conjectures et aux analogies

1

qui la guident le genre de certitude qui se tire de l'expérience. Toutes les sciences d'application ne sont-elles pas, au reste, fondées, au même titre que la médecine, sur l'expérience et l'observation ? N'ont-elles pas pour principes des faits rapprochés, traduits en règles et en préceptes ? Ne font-elles pas le même usage des conjectures que la logique naturelle autorise ? Ne sont-elles pas, comme la médecine, l'objet de luttes incessantes et de disputes sans terme ? Ces vérités sont devenues des lieux communs dans notre siècle de transition et de critique. L'analyse philosophique a depuis longtemps restitué à la médecine le genre de certitude que lui contestaient l'irréflexion et la légèreté. Mais il n'est point nécessaire de réfléchir beaucoup pour se représenter les difficultés infinies d'une science dont tous les faits forment chacun un tout distinct, qui ne peut être rapproché de ceux qui lui correspondent que par des analogies incertaines et éloignées. Le médecin marche ainsi dans une sorte de labyrinthe, guidé par un fil conducteur à peine visible qui menace de rompre à chaque pas dans la main.

On conçoit combien il est facile d'abuser du raisonnement dans une matière qui ne se compose, en quelque sorte, que de détails ; combien il importe de ne tirer d'un principe que les conséquences qu'il contient et de ne jamais faire dire aux faits observés que ce qu'ils expriment réellement. Nous avons sous nos yeux, dans tout ce qui se dit et s'écrit depuis vingt ans sur les maladies syphilitiques, la preuve vivante des égarements auxquels conduit l'oubli de ces principes. Peut être ne trouverait-on pas, dans les annales de la science, l'exemple d'un pareil enchaînement de méprises et de fictions revêtues de toutes les apparences et de toutes les formes de la vérité. Chose étrange! la séduction a été pour ainsi dire universelle. Tout le monde s'est converti à la nouvelle doctrine. Les frontières du pays n'ont point arrêté son essor; la plupart des contrées étrangères ont été envahies; la résistance ne s'est montrée sur aucun point. Enfin le météore syphiliographique semble devoir s'évaporer comme une vaine fumée. Les adversaires semblent aujourd'hui sortir de dessous terre; ils ne peuvent tarder à faire perdre à la nouvelle doctrine tout le terrain qu'elle avait conquis; ils ont montré à tous les hommes sans prévention comment se cachaient, sous une mensongère et symétrique classification, la confusion la plus grossière, les plus déplorables méprises.

Les maladies syphilitiques étaient peut-être celles qu'il fallait observer avec la plus sévère prudence, dont il fallait raisonner avec le plus de réserve. Ici, un élément nouveau vient compliquer toutes les questions. Cet élément échappe aux sens comme à l'esprit; il est invisible, intangible; il ne se révèle que par les ravages qu'il fait. Pareil au Prothée de la fable, il prend mille formes et mille déguisements. Il connaît l'art des perfides retraites; il sait se dissimuler, faire, en quelque sorte, le mort. Tantôt sa fureur éclate tout à coup, il porte avec lui la destruction, il ravage tout sur son passage; d'autres fois, il révèle insidieusement sa présence et laisse partout ses traces hideuses.

Tel est le virus syphilitique ; tel est l'insaisissable ennemi qu'on a prétendu en quelque façon discipliner, à qui on a donné une marche et des allures constantes et régulières ; on l'a fait voyager d'étapes en étapes ; on lui a dit : Tu suivras tel chemin, tu marcheras en avant, sans jamais rétrograder ; on lui a ouvert une porte pour sortir, une autre pour entrer ; on a posé des bornes qu'il ne pourrait franchir ; on l'a emprisonné dans des régions circonscrites, sortes de lieux d'asile que l'on appelle, je crois, sphères de spécificité. On lui a dit : Tu n'entreras qu'une seule fois dans un corps humain, mais tu y seras immortel, rien ne pourra t'en chasser ; tu ne passeras jamais d'un corps dans un autre que sous certaines conditions que je te prescris ; tu ne passeras point de la mère à l'enfant, de l'enfant à la mère, du nourrisson à la nourrice ; dans tel cas, tu seras héréditaire ; dans tel autre, tu ne le seras pas ; etc., etc., etc.

C'est ainsi qu'on s'est bercé l'esprit de vaines chimères et qu'on a fait du virus syphilitique un être fabuleux, qui n'a rien de commun avec le virus de la nature ; avec cet être perfide, capricieux, ingouvernable, qui se joue de toute cette vaine réglementation à laquelle on a voulu le soumettre. Il n'est pas une seule des prétendues lois, dont je viens de faire l'incomplète énumération, que le virus syphilitique ne sache enfreindre et braver. Malheur à ceux qui comptent sur les vaines barrières que la nouvelle doctrine a opposées à cet incoercible ennemi! Malheur à ceux qui se croient délivrés du virus qui n'est qu'endormi, qui attendent, dans une trompeuse sécurité, l'explosion d'un réveil inévitable!

Il est bien vrai que la syphilis a une marche ordinaire, des formes habituelles. Loin de nous la pensée de jeter dans les esprits des frayeurs intempestives, exagérées! Nous connaissons les accidents primitifs, secondaires, tertiaires de la syphilis. La fameuse triade ne nous est point inconnue. Nous savons dans quelles retraites le virus est le plus souvent caché; nous savons quels sont les points qui permettent le plus facilement son introduction dans l'économie. Nous n'avons point la prétention de faire prendre l'exception pour la règle. Mais il est de la dernière importance que l'on sache dans le monde qu'il n'y a peut-être pas de molécule vivante dans le corps humain qui ne puisse servir de retraite au virus. Il n'y a point de liquide qui ne puisse le recéler et lui servir de véhicule. On possède des faits qui prouvent qu'il s'est transmis par les produits de sécrétion naturels, comme la salive, le lait, et par le produit accidentel des sécrétions morbides. D'un autre côté, il n'y a aucune partie du corps humain qui puisse dans tous les cas barrer passage au virus. On peut, à la rigueur, contracter la syphilis par tous les points de la surface extérieure du corps. Quant à l'ordre d'apparition des accidents syphilitiques, les trois périodes sont habituelles, cela est vrai; mais cet ordre n'est pas constant. C'est une chimère que cette évolution invariable, cet ordre inflexiblement déterminé que l'on assigne aux trois périodes de la syphilis. Nous ne connaissons pas, en pathologie, de lois sans exception; la syphilis a ses caprices comme toutes les autres maladies.

Infection générale.

Il y a deux choses que l'on ne saurait dire assez haut aux médecins comme à tout le monde. La nouvelle doctrine se trompe et donne aux malades comme à ceux qui se portent bien une dangereuse sécurité, quand elle limite les modes de contagion et quand elle localise la syphilis dans ses prétendues sphères de spécificité.

Il n'y a véritablement point de limites assignables aux précautions qu'il faut prendre pour se soustraire à la syphilis. Il est bien vrai que le virus ne peut agir qu'au contact; il est bien vrai qu'il ne peut pénétrer dans le corps humain qu'autant qu'un véhicule matériel le transporte et se trouve immédiatement en contact avec un point de la surface du corps; mais, je le répète, le virus peut provenir de toutes les sources imaginables. On jugera jusqu'à quel point il faut porter les précautions et la défiance quand on saura qu'une simple goutte de liquide virulent jetée dans un verre d'eau suffit pour communiquer la virulence à toutes les parties du liquide, dont une seule goutte peut désormais communiquer la syphilis. Le temps n'altère que bien peu, si même il altère, le virus syphilitique; on peut le conserver indéfiniment dans des tubes de verre, comme le virus-vaccin. Il doit donc se trouver dans les eaux dont se sont servies les personnes atteintes de syphilis, dans leurs vêtements, leur linge, etc.; aussi peut-on, sans un excès de crédulité, ne pas révoquer en doute certains faits étranges de transmission qu'on a souvent traités de fables, comme la transmission par les vêtements, par un verre, une cuiller, une pipe, un peigne, etc., etc. On voit, en définitive, que l'on a tout à craindre des syphilitiques, excepté leur parole et l'air que l'on respire avec eux.

La seconde chose qu'il importe tant à tout le monde de savoir, c'est que le virus syphilitique n'est pas plutôt en contact avec un point quelconque de la surface du corps, qu'il est transporté, à travers les voies de l'absorption et de la circulation, dans l'économie tout entière. Vous êtes infecté, ou du moins vous devez craindre de l'être, vous devez agir comme si vous l'étiez, aussitôt que vous êtes touché. Reléguez au rang des fables cette longanimité imaginaire avec laquelle les nouveaux syphiliographes font cheminer le virus syphilitique. L'absorption locale et l'infection générale sont toujours contemporaines. Rien de plus fatal que vos sphères de spécificité, vos localisations. Vous prétendez détruire le mal tout entier en détruisant ses premières manifestations locales! Vous vous trompez, l'ennemi vous suit pas à pas. Il renouvellera tôt ou tard ses ravages, et se montrera au dehors. Qu'y a-t-il, au reste, dans la simultanéité de la contamination locale et de l'infection générale, qui ne se trouve en harmonie, soit avec les faits connus du même ordre, soit avec les lois de la vie ! Rappelez-vous le temps qu'il faut au venin des reptiles pour se transmettre de l'extrémité d'un doigt au cerveau, rappelez-vous combien il en faut à un poison pondérable, à l'acide cyanhydrique liquide, bien grossier, si on le compare aux virus et aux venins.

Il n'en faut point douter, c'est la doctrine des localisations syphilitiques, des sphères de spécicité qui a multiplié de nos jours les maladies syphilitiques secondaires. Vous rencontrez à chaque pas aujourd'hui des hommes couverts de syphilides ou portant toutes autres marques d'une syphilis constitutionnelle. Interrogez-les : vous verrez que l'un avait un ulcère primitif ; il l'a cautérisé, et s'est cru guéri. L'autre avait un écoulement ; il a eu recours aux injections : le mal a cessé, il a regardé tout comme fini. L'un et l'autre se trompaient ; ils ne songeaient pas, grâce aux principes de la nouvelle doctrine, qu'il y avait en eux un hôte malfaisant, qui ne manquerait pas de révéler tôt ou tard sa funeste activité. Ils avaient, pour nous servir d'une locution vulgaire, mais expressive, enfermé le loup dans la bergerie.

Quant au traitement des affections syphilitiques, la nouvelle doctrine syphiliographique ne s'est pas notablement écartée des anciens errements, si l'on fait abstraction, toutefois, de sa chimère des localisations, des sphères de spécificité, qui introduisent dans la thérapeutique syphilitique la plus dangereuse distinction. Mais dans les cas de syphilis constitutionnelle confirmée, les nou-

veaux syphiliographes ne connaissent, comme
leurs, devanciers que le mercure, l'or, etc.; ils ne
savent combattre un poison que par un autre.
Leur thérapeutique toxicologique s'est, il est vrai,
enrichie d'un remède de plus : c'est l'iodure de
potassium ! Ils ne s'accordent pas mieux que
leurs devanciers dans l'administration et l'emploi
des anciens poisons prétendus antisyphilitiques :
ce sont les mêmes divergences, soit qu'il s'agisse
du choix des préparations, soit qu'il s'agisse du
mode de leur administration. Mais pour l'iodure
de potassium, il est devenu entre leurs mains
une sorte de panacée universelle. Toutes les syphilis secondaires, toutes les dermatoses cèdent,
disent-ils, à ce merveilleux talisman, à moins
toutefois, qu'il ne survienne des accidents qu'ils
attribuent alors à l'idiosyncrasie des malades.
L'iodure de potassium est, on le voit, devenu le
sanctum sanctorum.

Il y a deux questions que l'on peut se faire.
L'iodure de potassium survivra-t-il à l'huile de
foie de morue ! L'huile célèbre aura-t-elle au
contraire la palme de la longévité ! Quoi qu'il en
soit, on ne pourra contester à ces deux médicaments fameux d'avoir été fort utiles *aux médecins*, qui trouvent, dans l'un comme dans l'autre,
une dernière formule et une dernière ressource
d'imagination.

Notice sur le Rob-Laffecteur.

Après de nombreuses discussions, on a tenté, en 1850, de faire rapporter l'arrêté en faveur du Rob; mais le gouvernement belge a maintenu la décision de l'Académie, du 29 janvier 1849, et ce remède entre librement en Belgique.

Voici en quels termes s'est exprimé M. Vleminckx, président de l'Académie, qui est en même temps inspecteur général du service de santé de l'armée :

« Mais ici, je le comprends, j'ai quelques mots à répondre à ceux qui m'objecteraient que dans l'état actuel de la science, d'autres agents peuvent être substitués au Rob, sans inconvénient et avec fruit.

» Messieurs, je regrette de devoir vous parler souvent de moi, mais ma position me le permet et m'en fait un devoir. Je suis depuis vingt ans le centre vers lequel viennent converger de nombreux rapports sur la syphilis constitutionnelle. Si je pouvais dérouler devant vous mes archives, vous y constateriez, et l'honorable M. Tallois est là du reste pour l'affirmer, qu'il n'est pas un moyen, pas une médication auxquels on n'ait eu recours dans l'armée contre les phénomènes tertiaires de la maladie contagieuse, et que si nous avons été assez heureux pour obtenir quelques guérisons à l'aide d'autres agents que le Rob, force nous a été de permettre pour un grand nombre l'emploi de ce remède, en désespoir de cause et lorsque tous les autres avaient échoué. Les bienfaits que nous en avons retirés sont immenses ; j'en atteste ici tous les membres de l'assemblée qui ont appartenu ou qui appartiennent encore au service de l'armée ; et pour le dire en passant, dans les cas où ce remède n'a pas parfaitement répondu à notre attente, il est rare que nous n'ayons pas eu à constater des écarts de régime ou l'inobservance des règles prescrites.

» Certes, l'excellence du régime préconisé par Laffecteur ne saurait être contestée; mais nous avons eu plus d'une fois occasion d'imposer dans les syphilis constitutionnelles (M. Tallois est encore là pour le dire) cette sévérité de régime jointe à la cessation de toute médication, et je vous le déclare, nous avons eu plus d'un échec à enregistrer. C'est alors, à bout de ressources, que nous permettions l'administration du Rob, dont les résultats tenaient souvent du merveilleux.

» Laissez-moi vous dire enfin, messieurs, que nous avons fait usage à plusieurs reprises, dans l'armée, du sirop de Cuisinier, de sirops de salseparcille de toute espèce, d'une foule de Robs, et qu'il a fallu toujours en revenir au Rob de Laffecteur.

» Depuis le commencement de cette année, nous avons redoublé de précaution, d'abord pour ne pas laisser faire inutilement emploi du Rob, ensuite pour être constamment tenu au courant des effets que son administration aurait produits.

» Voici, du reste, quelles sont et quelles ont été de tout temps ces précautions :

» Lorsque l'emploi du Rob est jugé nécessaire, il en est fait part à l'administration du service de santé. Celle-ci requiert immédiatement l'histoire de la maladie et l'avis du chef de service de la garnison. Si elle juge, d'après ces documents, que le moment d'administrer le remède est venu, elle en autorise la prescription, moyennant de la tenir au courant des suites du traitement, quelles qu'elles soient.

» Or, depuis le 1er janvier 1850, nous avons eu à permettre treize fois l'emploi du Rob. Eh bien ! sur ces treize cas, nous comptons huit succès des plus remarquables, c'est-à-dire la disparition de tous les phénomènes maladifs, trois malades en voie de guérison et deux améliorations. Pour ces deux derniers cas, le Rob a été ordonné par M. Seutin lui-même.

» Les observations que j'ai ici sous la main sont trop intéressantes pour la plupart pour que je ne me croie pas obligé de les mettre sous vos yeux ; il en est d'ailleurs qui appartiennent à des membres de cette assemblée. Laissez-moi donc vous les communiquer. »

Après avoir entendu la lecture de ces observations, l'Académie en a ordonné l'impression.

(Extrait du *Bulletin de l'Académie royale de médecine*.)

Extraits des observations de guérisons recueillies dans les hôpitaux militaires de la Belgique et lues à l'Académie de médecine.

Nous allons donner une analyse sommaire de ces observations de guérison, qu'on pourra lire *in extenso* dans le tome II, n° 2, 1851, du *Bulletin de l'Académie royale de médecine* :

ABCÈS, ÉRUPTION. — M. X... avait eu trois fois une maladie, lorsqu'il vint réclamer mes soins. Les symptômes étaient fort graves. Plusieurs abcès exigèrent qu'on les ouvrît avec le lancette. La peau se couvrit ensuite d'une éruption dont les caractères spéciaux indiquaient cette période de la maladie qui était parvenue au plus haut degré d'intensité. On administre le Rob Laffecteur, dont les doses sont portées progressivement à 22 cuillerées par jour. Au bout de six semaines, il y a amendement général des symptômes, et, après l'emploi de 12 bouteilles de Rob, M. X... ne conserva d'une affection aussi grave que le souvenir de ses maux passés.

Dr FROMONT, médecin au 4e de ligne.

MALADIE CONTAGIEUSE. — M. X..., officier, fut atteint de plusieurs maladies contagieuses dans l'espace de trois ans. Traité d'abord par le mercure, les résultats furent complétement négatifs. Il en fut de même des eaux d'Aix-la-Chapelle. Les symptômes devenant alarmants, j'obtins alors l'autorisation de requérir le Rob de Laffecteur. Le traitement se composa de 8 bouteilles, après l'emploi desquelles tous les symptômes avaient disparu. Depuis son séjour au camp de Beverloo (28 juillet 1850), la santé de cet officier est dans un état parfait.

LEFÈVRE, médecin du 1er lanciers.

ÉRUPTION LOCALE. — *Note de M. Hairion transmise à M. le médecin Coffin.*

» Louvain, le 8 décembre 1850.

» Monsieur le médecin de la garnison,

» J'a l'honneur de vous adresser le rapport sur le ré-

sultat du traitement au moyen du Rob de Laffecteur,
chez la dame d'officier pour laquelle la demande de
cette substance avait été faite le 29 mai dernier.

» Cette dame était atteinte, depuis un an environ,
d'une éruption herpétique occupant les mains et les
pieds; les diverses médications préconisées pour ce
genre de maladie avaient été vainement employées, lorsqu'un des médecins traitants crut reconnaître dans les
caractères de l'éruption sa nature contagieuse; c'est
d'après ces indications que cette dame fut soumise au
traitement par le Rob Laffecteur. Celui-ci fut commencé
le 6 juin; l'amélioration ne se fit sentir que deux mois
plus tard; mais, dès lors, la maladie marcha avec rapi-
dité vers la guérison. Huit bouteilles ont été prises; et,
depuis deux mois qu'on a cessé le traitement, cette dame
n'a éprouvé aucune réminiscence de son ancienne maladie; en sorte qu'actuellement, on peut considérer la
guérison comme étant complète. »

ECZÉMA CHRONIQUE. — *Note de M. Gouzée.*

« Anvers, le 5 décembre 1850.

» Monsieur l'inspecteur général,

» J'ai l'honneur de vous faire parvenir le rapport
demandé par votre lettre du 3 décembre courant,
no 24, concernant l'emploi du Rob de Laffecteur, chez
le lieutenant C..., pour un eczéma chronique de la
jambe.

» Si j'ai tardé à vous adresser ce rapport, c'était pour
m'assurer si les effets du traitement étaient stables, ou
si, comme il arrive quelquefois, le mal n'avait pas été
pallié pour un certain temps.

» Pendant l'emploi du Rob, aidé d'un régime sévère
et bien observé, l'éruption a perdu peu à peu les caractères qu'elle offrait primitivement. Les ulcérations se
sont cicatrisées sans retour; les exsudations se sont
taries.

» Maintenant, il y a deux mois que le traitement a été
terminé, la partie malade reste bien; on n'y observe
qu'un peu de desquammation très-limitée, et çà et là
une légère rougeur, qui peuvent être regardées comme

1..

les suites ordinaires d'une affection cutanée longtemps prolongée. Tout porte à croire que la maladie est guérie. »

Cet officier, suivant une première lettre de M. Gouzée, en date du 17 juin 1850, portait, depuis plusieurs années, un eczéma chronique étendu à toute une jambe ; les petites ulcérations creuses à bords cuivreux qui s'y formaient par intervalles lui donnaient le caractère d'une syphilide. Il avait pris, pendant longtemps, diverses tisanes : sirop de salsepareille, l'iodure de potassium suivi de traitements par le sublimé, par le proto-iodure de mercure, le tout sans succès. « En pareil cas, m'écrivit M. Gouzée, le Rob Laffecteur est souvent très-efficace. »

CONTAGION, CHRONICITÉ. — M. X..., capitaine, avait eu une affection contagieuse dont la première apparition remontait à quatre ou cinq ans. Il s'était traité lui-même, c'est-à-dire empiriquement. Après avoir consulté plusieurs médecins, il résolut de faire usage du Rob de Laffecteur, en cédant aux conseils de ses camarades. N'ayant obtenu aucune amélioration, malgré l'emploi de quatre bouteilles, il vint alors me trouver. Lui ayant exposé mes doutes sur la qualité du Rob dont il avait fait usage, il me fit venir cinq demi-bouteilles de chez le docteur Giraudeau, de la rue Richer, 12, à Paris. A cette époque on constatait les symptômes les plus fâcheux de l'état chronique. J'adressai, le 21 juin, à M. le médecin principal Gouzée une demande d'autorisation de prescrire le Rob, jusqu'à concurrence de quatre bouteilles entières. Les changements les plus favorables étant survenus, on obtint le 15 octobre une seconde fois l'autorisation de prescrire deux bouteilles de Rob. Au 26 décembre, la guérison de M. X... était complète : il ne restait aucune trace de la maladie.

FROMONT, *médecin au 4e de ligne.*

DOULEURS OSTÉOCOPES. — M. C. X., lieutenant, contracta une maladie contagieuse en 1847. En 1848, les traitements suivis antérieurement étant demeurés tout à fait inertes, le malade éprouvait de redoutables accidents. Il y avait douleurs ostéocopes aux membres et à la partie supérieure du crâne. Tous les remèdes échouèrent de nouveau. En décembre 1849, pendant que j'étais chargé du service du camp de Beverloo, le malade était si profondément affecté physiquement et moralement, que je lui proposai l'usage du Rob. Il n'eut pas plutôt pris 4 bouteilles que les symptômes s'amendèrent considérablement. Après la 5e bouteille, le malade ne ressentait plus rien. La guérison ne s'est pas démentie.

ANDRÉ, *médecin de bataillon au 6e de ligne.*

AFFECTION DE VESSIE. — M. X..., dans un espace de dix années, contracta quatre fois des maladies contagieuses. La santé s'était maintenue néanmoins; mais une affection de la peau apparut, puis se supprima; des désordres graves la remplacèrent. On chercha alors à rappeler la dartre à son siège primitif; le mal s'aggrava sous l'influence des moyens usités en pareil cas. Une année et demie s'écoula. En remontant aux premiers symptômes, il fut reconnu qu'ils intéressaient les voies urinaires.

Les accidents avaient pris successivement des proportions effrayantes; on croyait à un calcul vésical. A dater de ce moment, le malade subit tous les genres d'épreuves. Les plus habiles praticiens de Paris furent consultés. On épuisa les combinaisons que peuvent offrir les meilleurs traitements.

Le dernier exclusivement hydrosudopathique, avait duré 5 mois et amené quelques modifications favorables. Après ce demi-succès, les accidents reprirent leur intensité ancienne. C'est après avoir donné mes soins au malade dans cette dernière période de la maladie, et employé sans succès les remèdes que le cas paraissait réclamer, que je me décidai, en désespoir de cause, à recourir au Rob de Laffecteur. Le traitement fut suivi du 18 mai au 20 juin avec toute la sévérité et la régularité prescrites. Le 27 juin, un amendement notable s'était montré. Le malade continua le traitement jusqu'à épuisement de la 10e bouteille, ce qui eut lieu dans l'espace de 78 jours. L'état de M. X. offrit graduellement des changements si manifestes qu'il se complaît à répéter qu'il a trouvé dans l'usage du Rob Laffecteur un bon-

heur réel qu'il n'avait plus connu depuis bien des années.

VANDAM, *médecin de bataillon de 1re classe au
régiment des guides.*

MALADIE DE LA BOUCHE ET ARRIÈRE-BOUCHE. — M. X...,
lieutenant en non-activité, était depuis six mois atteint
d'une maladie grave. De 1836 à 1847, des symptômes
de diverse nature, tels qu'engorgement lymphatique et
ulcérations, accusèrent de nouvelles contagions. Le malade fut traité par le mercure. Dès lors le voile du palais, l'arrière-bouche, furent le siége d'altérations spé-
ciales. Ces désordres se compliquèrent encore d'épuisement du périoste des os propres du nez et de douleurs ostéocopes. Le mercure combiné avec l'iodure de
potassium resta de nouveau impuissant. Lorsque je
soumis M. X... au traitement du Rob Laffecteur, la
gravité des accidents était extrême : carie des os propres
du nez, fétidité repoussante des fosses nasales, et no-
tamment raucité de la voix. Dix bouteilles de Rob Laffecteur ont amené une guérison radicale des plus remarquables.

THOMAS, *médecin adjoint à l'hôpital militaire de Bruxelles.*

DOULEUR DES OS. — M. X..., âgé de 45 ans, contracta
à 25 ans une maladie qui, parmi les affections de ce
genre est réputée la plus légère. Malgré l'emploi de
moyens méthodiques, on ne put obtenir une guérison
solide. A la moindre cause occasionnelle, il y avait récidive des symptômes. La santé s'altéra, et indépendam-
ment de malaises indéfinissables, de sérieuses maladies
se déclarèrent : c'est ainsi qu'en 1827 M. X... fut retenu
trois mois au lit par une fièvre typhoïde. Les souffrances
du malade suivirent ensuite une progression désespé-
rante. M. X... se maria, persuadé qu'une vie tranquille
soulagerait sa position. Le cortége de ses maux aug-
menta chaque jour.

En 1849, époque où il se rendit à Paris, M. Louis
diagnostica une néphrite chronique du côté droit. Lorsqu'il me consulta, je reconnus une altération profonde
de la constitution, amaigrissement général, insomnie
opiniâtre, douleurs vagues le long des os impression

des plus pénibles à la moindre vicissitude atmosphérique, etc. Le 22 août, le Rob de Laffecteur fut administré avec précaution. Au bout de quinze jours l'aspect général du malade change : le sommeil reparaît, le teint devient plus clair. M. X... semble devenir plus vigoureux, plus disposé au travail. Le traitement a duré trois mois. Il s'est trouvé plusieurs fois accidenté par des interruptions. L'état de susceptibilité extrême du malade exigeait ces minutieuses précautions.

Je pense que l'on peut tirer la conséquence suivante de l'observation qui précède. Le Rob, ainsi que je l'ai vu, réussit toujours dans les affections anciennes et rebelles, alors même qu'il y a carie des os, comme je l'ai remarqué en 1839 à l'hôpital militaire de Louvain, chez un artilleur qui a été complétement guéri d'une carie des os du bassin.

DELHAYE, *médecin du régiment des guides.*

ULCÈRES ET ENGORGEMENT. — M. X..., âgé de vingt-quatre ans, contracta une affection syphilitique qui détermina des ulcérations et des engorgements glandulaires.

Les ulcères furent cautérisés, disparurent et revinrent à plusieurs reprises. On eut recours aux pilules mercurielles, à l'hydriodate de potasse, à la liqueur de Van Swieten, au sublimé, aux décoctions de salsepareille, et tout échoua ; les symptômes reparaissent sans cesse, il survient parfois aussi un gonflement des glandes maxillaires. D'autres fois, il s'y joint une douleur dans les os palatins et ceux du nez, avec rougeur des muqueuses qui les recouvrent, accident qui accompagnent toujours la réapparition des chancres. C'est contre cette maladie si récalcitrante aux médicaments que l'on va faire usage du Rob (26 décembre 1850.)

« A la date du 23 décembre, l'amélioration est manifeste. »

Au 24 janvier dernier, voici ce qu'écrivit M. Fromont :

« Le malade F..., qui fait le sujet de mon dernier rapport, a fini sa sixième bouteille de Rob. Depuis l'u-

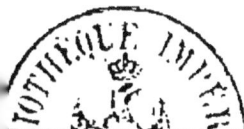

1...

sage de ce médicament, les accidents décrits dans mon premier rapport se sont reproduits trois fois, mais toujours avec une diminution notable, de manière que, la dernière fois qu'ils ont reparu, il y avait une diminution si sensible, que l'ancienne maladie était à peine apercevable, et que le malade, qui aujourd'hui, n'a plus rien d'appréciable, pourrait être considéré comme guéri, si nous n'avions la crainte de voir encore reparaître les petites érosions de la peau; aussi comme le remède agit d'une manière aussi avantageuse, nous croyons que trois bouteilles de Rob, sans être indispensables, seraient une garantie contre la réapparition de cette maladie, qui toutefois, dans ce moment, ne laisse plus de traces de son existence. »

FROMONT, *docteur-médecin.*

(Extrait du tome II, n° 2, 1851, *du Bulletin de l'Académie de médecine de Belgique*).

Voir, pour plus de détails, le Bulletin de l'Académie royale de médecine de Belgique, année 1848-1849, tome VIII, n° 4, à Bruxelles, chez de Mortier, imprimeur de l'Académie, et le *Moniteur* belge du 1er février 1849.

Fourniture de Rob Laffecteur aux hôpitaux militaires belges.

ROYAUME DE BELGIQUE. — Académie royale de médecine.

Bruxelles, 5 avril 1849.

Monsieur,

Le secrétaire de notre légation à Paris nous a fait parvenir la lettre que vous lui avez adressée sous la date du 12 février 1849.

Le bureau de l'Académie a pensé qu'il était de son devoir de la communiquer au gouvernement.

M. le ministre de la guerre, à qui elle a été transmise, m'a demandé mon avis sur vos propositions, et je me suis hâté de lui faire connaître que je les trouvais acceptables, et que je croyais, par conséquent, utile, je dirai même indispensable, de donner sans délai au directeur de la pharmacie centrale de l'armée l'autorisation de s'approvisionner directement chez vous.

J'attends sa réponse, et je ne doute pas qu'elle ne réponde à mes désirs. Aussitôt qu'elle me sera parvenue, j'aurai l'honneur de vous en donner avis.

Vous savez qu'une ordonnance royale toute récente permet l'introduction du Rob dans le pays moyennant un droit très-élevé.

Dans la lettre que j'ai écrite à M. le ministre de la guerre, j'ai insisté pour que toute la quantité de Rob qui serait introduite pour le service de l'armée puisse entrer en franchise de droit, ce qui sera fait très-probablement.

Veuillez, monsieur, recevoir l'assurance de toute ma considération,

Le président de l'Académie, inspecteur général du service de santé de l'armée,

Docteur VLEMINCKX.

22, rue des Sablons.

Fourniture du Rob à l'armée du royaume de Belgique.

Depuis le 2 janvier 1850, le ministre de la guerre a fait acheter un grand nombre de bouteilles de Rob de Laffecteur pour le service des hôpitaux militaires. Nous allons relater les termes de l'une des commandes, les autres étant conçues dans le même sens.

Bruxelles, le 5 mars 1852.

Le directeur de la pharmacie centrale à M. le docteur Giraudeau de Saint-Gervais, rue Richer, n° 12, à Paris.

En vertu des ordres de M. le ministre de la guerre, j'ai l'honneur de vous prier de vouloir bien me fournir une caisse de Rob Laffecteur, au prix offert par vous au département de la guerre, le 2 août 1849.

Vous aurez soin, monsieur, de faire cette expédition à mon adresse, pour être déposée à l'entrepôt de Bruxelles, et de recommander particulièrement aux messageries de ne point acquitter les droits d'entrée sur

2

ce Rob., attendu que M. le ministre des finances en a
ordonné l'entrée libre pour celui destiné au service sanitaire de l'armée. Vous voudrez bien établir le compte
de cette fourniture en triple expédition, dont une sur
timbre belge de 45 centimes, et deux sur papier libre.
Agréez mes salutations empressées.

Le directeur de la pharmacie centrale de l'armée,
CLÉMENTZ.

Bruxelles, le 31 mars 1852.

Veuillez envoyer deux caisses de Rob de Laffecteur
pour la pharmacie centrale.

CLÉMENTZ.

PHARMACIE CENTRALE.— *Procès-verbal d'expertise*
(n° 55).

L'an 1852, aujourd'hui le 27 du mois de mars, à deux
heures de relevée,

Nous, Morin, intendant militaire de deuxième classe,
chargé de la surveillance administrative de la pharmacie
centrale, nous nous sommes transporté, en exécution
de l'article 5 du règlement du 28 décembre 1836, au
local de cet établissement, où nous avons trouvé M. Clémentz, pharmacien principal directeur de la pharmacie
centrale, et MM. Versé et Maurissen, experts désignés
par le ministre de la guerre et convoqués par nous pour
procéder à l'expertise du Rob fourni par le sieur Giraudeau, de Paris, en vertu de l'autorisation ministérielle
du 28 février 1852, 6e division, n° 469.

Le fournisseur, prévenu par le directeur de la pharmacie centrale du jour et de l'heure fixés pour l'expertise, tous les membres de la commission d'expertise
étant réunis, nous avons procédé de concert à l'examen
des objets désignés au tableau ci-après :

Une caisse de Rob de Laffecteur.

Après examen et confrontation avec les échantillons-
types arrêtés par le procès-verbal, nous avons reconnu
que les objets désignés au tableau ci-dessus étaient de

bonne qualité, et nous en avons, en conséquence, pro-
noncé l'admission.

De tout quoi nous avons dressé le présent procès-
verbal en triple expédition, qui a été inscrit au registre
d'expertise, et signé par nous après lecture.

Fait et clos à Bruxelles, les jour, mois et an que
dessus.

Les experts MAURISSEN, VERSÉ.
Le directeur de la pharmacie centrale, CLÉMENTZ.
L'intendant militaire de 2ᵉ classe, MORIN.

M. Pasquier, qui a succédé à M. Clémentz dans la
direction de la pharmacie centrale de l'armée, continue
chaque année à demander du Rob Laffecteur au docteur
Giraudeau de Saint-Gervais, quand les ordres lui en
sont transmis par le ministre de la guerre.

AUTORISATION DU ROB EN RUSSIE.

Presque tous les remèdes étrangers sont prohibés en
Russie ; avant qu'ils puissent être admis, annoncés et
vendus publiquement, il faut qu'ils aient été approuvés
par le conseil de médecine. C'est donc une grande et
honorable distinction pour le Rob de Boyveau-Laffecteur de pouvoir être vendu dans toutes les pharmacies
de l'empire russe.

*Dépêche officielle, adressée par le ministre impérial
des affaires étrangères à l'ambassade de Russie,
à Paris, en date du 17 janvier 1851.*

« M. le docteur Giraudeau de Saint-Gervais, à Paris,
en transmettant, en juillet 1850, à M. le ministre de l'intérieur différents documents qui constatent son privi-
lège pour la préparation du Rob de Laffecteur, a solli-
cité l'autorisation de publier dans les journaux une
annonce que le Rob de Laffecteur se vend à Saint-
Pétersbourg et à Odessa.

» Le conseil de médecine, appelé à porter son juge-
ment sur cette affaire, n'a trouvé aucun empêchement

à autoriser M. le docteur Giraudeau de Saint-Gervais de publier dans les journaux russes, dans des formes et des expressions convenables, les deux annonces précitées. Toutefois, le susdit conseil a cru devoir faire observer que les pharmaciens russes qui acquièrent à l'étranger le Rob de Laffecteur, soit du propriétaire lui-même, soit de ses mandataires, ne sauraient être privés de vendre ce remède conformément aux règlements établis.

» L'ambassade impériale est invitée à faire connaître cette décision à M. le docteur Giraudeau de Saint-Gervais.

» Pour traduction conforme :

» *Le secrétaire d'ambassade,* DE BALABINE. »

Pour éviter la contrefaçon, le dépôt des marques de fabrique a été effectué à Saint-Pétersbourg.

Douanes de l'empire de Russie.

Suivant une décision du ministre des affaires étrangères de Russie, qui a été notifiée officiellement au docteur Giraudeau, à Paris, le 24 décembre 1852, par le consul général de S. M. l'empereur de Russie, avant d'être mise en vente, chaque bouteille de Rob de Boyveau-Laffecteur, du docteur Giraudeau, doit en entrepôt être cachetée avec de la cire avec le timbre de la douane russe, comme sont cachetées les bouteilles de porter anglais.

On doit payer pour ce timbre un demi-copeck argent aux agents des douanes.

De tous les remèdes inscrits dans les pharmacopées, l'historique du Rob de Laffecteur est certainement un des plus curieux, et nous avons sous les yeux un document qui prouve l'importance de ce médicament, puisqu'il fit fléchir la sévérité du comité révolutionnaire ; voici à quelle occasion : le marquis de Marcilly était copropriétaire du Rob avec le docteur Boyveau ; comme noble, il fut forcé de quitter Paris, on ne put fabriquer ce médicament, et alors parut le décret suivant, dont

le fac-simile est entre les mains du docteur Giraudeau de
Saint-Gervais :

« Gouvernement révolutionnaire. Réquisition du comité de salut public. Paris, le 6 floréal an II de la République une et indivisible.

» Le comité de salut public, en vertu du décret du
27 germinal concernant les mesures de police générale
de la République, requiert le citoyen de Marcilly pour
être employé à servir la République dans les hôpitaux
et pour l'administration du (*Rob Laffecteur*), remède
reconnu utile.—Les membres du comité de salut public :

> BARRÈRE, BILLAUD-VARENNES, CARNOT,
COLLOT-D'HERBOIS, PRIEUR. »

Approuvé par lettres patentes de Louis XVI, par un
décret de la convention, par la loi de prairial an XIII,
ce remède a été récemment admis pour le service sanitaire de l'armée belge, et une décision du gouvernement russe en a permis la vente et l'annonce dans tout
l'empire.

Après examen préalable de l'autorité, les journaux
de Bucharest ont publié cette note : « Les effets heureux du Rob de Boyveau-Laffecteur, dans les cas déses-
pérés, ayant été constatés à Bucharest, l'honorable commission médicale en a autorisé la vente en Valachie. »

———

OBSERVATIONS RECUEILLIES DANS LES HÔPITAUX CIVILS.

Comme chirurgien de nos hôpitaux depuis trente-cinq
ans, je dois vous féliciter d'avoir fourni à l'administration le moyen de faire essai du Rob Boyveau-Laffecteur,
dont les résultats obtenus par moi ont été satisfaisants :
aussi vous en a-t-on redemandé trente bouteilles, et j'en
suis également content. J'en ai demandé pour le bureau
de bienfaisance et pour les prisons dont je suis médecin, et je ne sais encore si on m'en accordera ; je le désire beaucoup dans l'intérêt des malades.

HURLIER, *D.-M.*

J'ai l'honneur de vous accuser réception de votre envoi ainsi que de sa prompte expédition. J'avais jadis prescrit déjà, et même avec un succès constant, de Rob de Boyveau-Laffecteur, c'était sous l'empire et encore chirurgien-major aux armées. Resté depuis sans y recourir de nouveau, quoique traitant bien des syphilis, je n'ai probablement pas aussi bien fait que si j'avais continué. Que ce soit tard ou non, il ne n'est jamais trop pour bien faire; aussi vais-je l'essayer sur un malade nullement heureux, tant s'en faut. Il est atteint d'une syphilis compliquée dont ni des préparations mercurielles, ni l'iodure de potassium, ni les pilules à l'iodure ferreux n'ont pu le délivrer.

Recevez, etc.

     Bebon, *chirurgien en chef de l'hôpital de Troyes.*

Je vous envoie un de mes clients, étudiant en médecine, à qui je conseille l'usage du Rob Boyveau-Laffecteur. Lorsque j'aurai à traiter, soit à l'hospice de notre ville, soit dans ma clientèle particulière, des affections syphilitiques, je m'adresserai à vous afin d'avoir de votre Rob.

     Rollet, *docteur-médecin de l'hospice, de l'asile et du collège de Clermont (Oise).*

Il y a longtemps que j'ai eu occasion de constater l'efficacité du Rob; mais le prix élevé de ce remède, comparativement aux autres moyens, m'empêchait seul de le prescrire plus souvent. La remise que vous voulez bien faire en faveur des hospices, remise que vous étendez sans doute aux indigents traités à domicile aux frais des bureaux de bienfaisance, me permettra, je l'espère, de faire participer à l'avenir cette classe de malades aux bienfaits de votre précieux remède.

     Rousset, d.-m., *médecin cantonal à Sarreguemines.*

J'ai été parfaitement satisfait des résultats obtenus par l'usage du Rob. Je viens vous prier de m'en envoyer pour un nouveau client.

     Legay, d.-m . *chirurgien de l'hospice civil, à Dunkerque.*

Saverne, le 27 février 1852.

Le Rob de Boyveau-Laffecteur continue à faire merveille; c'est pourquoi j'en prescris beaucoup, et encore aujourd'hui il en faut quinze litres pour M. M...

Dr LEWIS, *médecin en chef de l'hospice civil.*

Dans une lettre que vous avez eu l'obligeance de m'adresser, vous m'offrez gratuitement dix bouteilles de Rob de Boyveau-Laffecteur, pour l'hospice que je dirige et dont je suis le médecin. Je me rappelle qu'étant interne sous Dupuytren, qui était l'ami de M. Boyveau, il nous vantait beaucoup ce médicament, surtout pour les syphilis anciennes et mal guéries, les vénériens qui entrent à notre hospice étant presque toujours dans ce cas-là, j'accepte avec reconnaissance votre offre aussi philanthropique que désintéressée.

MONFANCE, *médecin de l'hospice de Noutron (Dordogne).*

J'ai expérimenté votre Rob de Laffecteur, la personne sur laquelle j'ai observé s'en est trouvée admirablement bien. Voici, du reste, l'observation dont vous pourrez faire tel usage qu'il vous plaira. Madame X..., d'une constitution bilioso-sanguine, était depuis longues années indisposée souvent par des dartres furfuracées : un traitement approprié fit disparaître cette affection cutanée. Il y a quinze mois, une induration squirrheuse de la glande mammaire survint, le bout du sein disparut, une ulcération ne tarda pas à arriver. J'appelai en consultation MM. Magne et Barbot, l'amputation du sein fut reconnue urgente, et pratiquée le lendemain. La plaie se présentait sous un aspect satisfaisant pendant les vingt premiers jours, puis elle devint fongueuse saignante ; une récidive paraissait imminente ; tous nos moyens de traitement, de pansement restaient sans succès depuis trois mois, quand l'envoi que vous m'avez offert arriva. Aussitôt j'administrai ce remède, et je comprimai la plaie avec une lame de plomb laminé. Après cinq bouteilles, la cicatrisation s'est faite rapidement et régulièrement; le teint de la malade est meilleur; elle a repris sa gaîté, et ne désapprouve pas la communication que je viens vous faire ici. Je vous verrai bientôt à Paris. L'administration, j'espère, aura autorisé l'achat d'une certaine quantité de ce remède, que je veux expérimenter sur une plus grande échelle.

MEIRCÉ, *chirurgien en chef de l'hospice de Mende.*

Le Rob de Boyveau-Laffecteur ne m'était pas inconnu. Depuis trente-six ans que j'exerce la médecine dans la Vendée, j'ai eu souvent occasion d'en prescrire l'usage, et presque toujours avec succès, alors que les moyens ordinaires avaient échoué; et si ce n'eût été l'élévation du prix, qui ne le mettait pas à la portée de toutes les bourses, il est vraisemblable que je l'aurais employé plus fréquemment.

D. BUNCHET, *d.-m.*, *médecin en chef de l'hôpital de Napoléon-Vendée.*

Paris, 26 juillet 1852.

Je trouve encore l'occasion de faire un peu de bien, et de la même sorte que les deux fois où j'ai eu recours à vous. Soyez donc assez bon, monsieur, pour m'adresser, le plus tôt possible, six bouteilles de votre Rob Boyveau-Laffecteur.

SAINT-ARNOULT, *inspecteur du travail des enfants dans les ateliers et manufactures de la Seine.*

C'est en ma qualité de chirurgien en chef de l'hôpital des syphilitiques de Toulouse que je m'adresse à vous pour avoir dix bouteilles du Rob de Boyveau-Laffecteur. Il y a déjà longtemps que j'ai employé avec un grand avantage, pour combattre des maladies qui avaient résisté aux préparations mercurielles, ce Rob, auquel je reprochais seulement de ne pas être à la portée de toutes les fortunes. Je destine l'envoi que vous allez me faire à un malade qui a pris en vain des préparations mercurielles et de l'iodure de potassium.

ROLLAND, *docteur-médecin, chirurgien en chef de l'hôpital des syphilitiques de Toulouse, professeur de l'École de médecine, rue du Musée, à Toulouse.*

Depuis mon enfance médicale, j'ai une foi illimitée dans le Rob, les autorités scientifiques, surtout dans la marine, m'en ayant fait un éloge dicté par les faits. Veuillez donc bien, monsieur, et cher confrère, adresser votre généreux envoi à M. Cordou, économe-receveur de l'Hôtel-Dieu d'Avranches. Je reviens en deux mots au médicament que j'aurais été mille fois à portée de mettre en usage si son prix eût été en rapport avec les bourses. Comme officier municipal et comme médecin en chef de l'hôpital et d'autres établissements publics d'Avranches, je saisirai, moins dans votre intérêt que dans celui de mes malades, l'occasion de prescrire le Rob.

Ed. Voisin, *docteur-médecin, maire de la ville d'Avranches, membre du conseil général.*

Le Puy, 50 juillet 1854.

Je viens vous prier de vouloir bien me faire expédier douze bouteilles de votre Rob. Je désire le faire prendre à un négociant père de famille, peu aisé, qui, après avoir fait plusieurs traitements toujours interrompus par l'enchaînement des affaires, présente encore quelques accidents consécutifs, tels que syphilides, etc.

Calemard de Lafayette, *docteur-médecin, chirurgien en chef des hôpitaux du Puy (Haute-Loire).*

Monsieur, j'ai communiqué à M. le maire de Châteaulin (Finistère), la proposition que vous avez bien voulu me faire.

Je suis chargé de vous annoncer que nous acceptons votre offre avec reconnaissance.

J'aurai l'honneur plus tard de vous faire part des résultats que j'aurai obtenus de l'emploi de votre Rob.

J. le Breton, *docteur-médecin de l'hospice et de la prison.*

Monsieur, j'ai l'honneur de vous prévenir que j'ai reçu dix bouteilles de Rob de Laffecteur.

C'est avec une vive reconnaissance que je vous fais cette annonce; je ne manquerai pas de faire épreuve du Rob qui me vient tant à propos, ayant plusieurs malades dans mon hôpital affectés de maladies

2.

secondaires, tertiaires et rebelles au mercure, au potassium, à l'iodure et aux autres méthodes.

BARMESTER, *docteur en médecine, chirurgien en chef et directeur de l'hôpital général de l'armée hanovrienne.*

Monsieur, c'est pour vous prier comme votre confrère, étant chargé comme médecin de l'hôpital civil et militaire de Lamballe, d'avoir l'obligeance de vouloir bien m'expédier par le roulage accéléré quinze bouteilles de votre Rob-Laffecteur.

BONJOUR, *docteur-médecin.*

Monsieur, veuillez avoir l'obligeance de m'adresser une caisse de votre Rob de Boyveau-Laffecteur, cela le plus tôt possible, je vous en serai obligé.

Notre hôpital a reçu votre envoi, dont je vous remercie ; nous ne nous bornerons pas là.

HOUZELOT, *chirurgien en chef de l'hôpital général de Meaux.*

M. Leroy des Barres ayant présentement à traiter plusieurs maladies constitutionnelles qui se montrent réfractaires aux traitements les plus rationnels et les plus exactement suivis, et désirant soumettre ceux qui en sont atteints à l'usage de votre Rob, s'est souvenu des offres que vous lui avez faites ; il est venu m'en parler, et c'est ainsi que j'en ai eu connaissance. Je suis donc porté à le faire admettre dans la pharmacie que je dirige à l'hospice civil de Saint-Denis.

MEURDEFROY, *pharmacien en chef de l'hospice de Saint-Denis.*

Les Sables-d'Olonne, 21 juin 1851.

Monsieur, j'ai l'honneur de vous faire la demande de douze bouteilles du Rob de Laffecteur pour le service de l'hôpital des Sables-d'Olonne (Vendée), et pour le compte de cet établissement. Veuillez, je vous prie, adresser le colis à la sœur chargée de la pharmacie à l'hôpital.

A. BENOIST, *médecin de l'hôpital.*

Si les purgatifs sont un des moyens les plus héroïques et les plus utilement employés pour la curation
des maux les plus fréquents et les plus variés, la médecine retire aussi un grand avantantage des dépuratifs
méthodiquement appliqués au traitement des affections
cutanées, des engorgements lymphatiques, des chlo-
roses, etc.

Je me plais à déclarer que, pendant ma longue et
laborieuse carrière, tant dans les hôpitaux militaires
que dans la pratique civile, j'ai retiré les plus grands
avantages du Rob de Laffecteur, aujourd'hui si soi-
gneusement préparé sous les yeux de M. le docteur
Giraudeau de Saint-Gervais.

Dr Guillié, chevalier de la Légion d'honneur.

Médecin syphiliographe et auteur d'une méthode de
traitement qui porte mon nom, j'ai plusieurs fois, et
avec succès, reconnu sur plusieurs de mes malades
l'efficacité du Rob de Boyveau-Laffecteur dans les syphilis anciennes. Veuillez donc, je vous prie, monsieur,
et honoré confrère, m'envoyer une caisse de votre excellent Rob.

Pihorel, docteur en médecine, ex-chirurgien-major
de la marine, à Rouen.

Docteur Ricord. — Observation constatant l'efficacité du Rob de Laffecteur dans un des cas les plus
graves des maladies contagieuses, par M. Ph. Ricord,
chirurgien de l'hôpital du Midi.

« M. A..., dans un voyage fait à Haïti, contracta un
ulcère qui, mal traité et fréquemment irrité par des
caustiques, fit de rapides progrès; la peau s'ulcéra à
son tour, et on crut devoir en faire la resection; mais
la maladie ne cédant pas, M. A... revint en France y
chercher des secours. Pendant la traversée, des escarres
gangréneuses, successivement développées, avaient oc-
casionné de graves ravages. Ce qui restait, à son arri-
vée à Paris, était tuméfié; l'ulcération était horrible;
son fond était d'un gris ardoisé; ses bords, irréguliers
et renversés, étaient parsemés çà et là de points de gan-

grène et saignaient avec facilité; enfin, l'aspect était celui d'un cancer.

» L'état général est aussi très-mauvais : maigreur extrême, sueurs nocturnes, douleurs violentes dans tous les membres et insomnie. Le malade fut mis à l'usage du lait et d'un régime végétal; il fut pansé avec les mêmes émollients ; on lui fit prendre des bains de siége, tantôt émollients, tantôt narcotiques (Il prenait depuis bien longtemps 12 et 15 grains d'opium dans les vingt-quatre heures).

» La maladie faisait toujours des progrès épouvantables : on revint au mercure, dont le malade avait déjà fait usage, et cela sous ses différentes formes; les sudorifiques furent administrés, mais sans plus de succès, car l'ulcération, marchant toujours, détruisit, à l'aide de la gangrène, tous les tissus, et même elle entama le scrotum dans son tiers supérieur, tant à droite qu'à gauche, de manière à mettre le cordon à nu.

» Ce fut dans cet état, et en désespoir de cause, que M. A..., à Paris, commença un traitement par le Rob de Laffecteur. Son régime fut alors changé ; on lui fit faire usage de viandes nourrissantes, et dès la seconde bouteille de Rob, l'aspect de l'ulcération avait changé; elle ne tendait plus à s'agrandir; au contraire, on vit un travail de cicatrisation qui, il est vrai, s'était déjà manifesté plusieurs fois sous l'influence des moyens employés avant le Rob, mais qui aussi n'avait pas tardé à se détruire, tandis que, cette fois, ce travail marcha d'une manière non interrompue jusqu'à la guérison complète, qui eut lieu à la dixième bouteille de Rob. »

(Extrait de la *Gazette des hôpitaux*, n° 90, t. VI, 5° ann.).

OBSERVATIONS DU DOCTEUR CARRON DU VILLARDS.

Syphilide et iritis syphilitique. — Madame S***, d'Orange, âgée de 46 ans, portait depuis six mois une éruption syphilitique de la face, avec inflammation chronique de l'iris, déformation des pupilles et altération notable dans les fonctions visuelles.

Depuis 4 mois, elle prenait de l'eau de Van Swieten et de la tisane de Feltz sans obtenir la moindre amélioration. C'est alors qu'elle vint à Paris réclamer mes soins et soumise immédiatement à l'usage du Rob de Laffecteur dont 18 bouteilles procurèrent une guérison radicale, moins la déformation de la pupille qui avait contracté avec le cristallin des adhérences anormales.

Iritis chronique. — M. X*** de Paris, officier supérieur dans le corps topographique militaire, s'apercevait depuis plusieurs mois de troubles dans la vision, de mouches volantes. Chaque fois qu'il lisait ou écrivait à la lumière artificielle, ses yeux devenaient troubles et larmoyants. Ayant consulté à plusieurs reprises un professeur de la Faculté sans obtenir aucune amélioration, il s'adressa à moi, et je diagnostiquai à l'instant une iritis syphilitique sub-aiguë avec une légère déformation des pupilles. Je n'hésitai pas à lui proposer le Rob de Laffecteur, dont il prit 24 bouteilles sans autre adjuvant qu'une tisane concentrée de salsepareille. Ce traitement continué pendant six mois, uni à quelques frictions belladonées, autour de l'orbite, amena une guérison radicale qui s'est soutenue, car j'ai conservé des relations de correspondance avec M. F.

Iritis sub-aiguë, tache cuivrée. — M. C***, banquier à la Havane, a été à plusieurs reprises atteint d'affections syphilitiques primitives et secondaires. Depuis quelques mois il éprouvait des douleurs sourdes dans la

2.

région sourcilière, accompagnées de visions lumineuses de mouches volantes, et de larmoiement intense chaque fois qu'il s'exposait à une vive lumière naturelle ou artificielle. Depuis 4 mois il était soumis à un traitement ioduré, lorsque je vins à l'île de Cuba. Lorsqu'il me fit l'honneur de réclamer mes conseils. je n'eus pas de peine à reconnaître une iritis syphilitique sub-aiguë avec production de quelques exsudations jaunâtres au rebord pupillaire. Mon premier soin fut d'avertir M. C*** de la nature et de la gravité de sa situation. Il se confia entièrement à moi et fut soumis au traitement suivant : saignée de pied pour combattre la congestion cérébrale, ventouses scarifiées à la nuque, purgatif aloétique. Après avoir obtenu une rémission dans les symptômes sub-aigus, je le soumis à l'usage du Rob Laffecteur et à celui des bains chauds de mer. De temps en temps je dilatais la pupille avec une solution aqueuse d'atropine, et au moyen de trente bouteilles de Rob et d'un régime approprié, M. C*** a recouvré entièrement sa santé et l'intégrité de sa vue.

MÉDECINE MILITAIRE.

Les observations que nous allons publier proviennent entièrement de la correspondance du docteur Giraudeau de Saint-Gervais avec les médecins militaires. Ces faits pratiques démontrent mieux que tous les raisonnements la puissance thérapeutique du Rob de Laffecteur, qui guérit même quand les autres moyens ont échoué.

M. N..., officier dans un régiment de cavalerie, par suite de maladies contagieuses pour lesquelles il ne fit qu'un traitement peu régulier, se trouva atteint d'ulcères dans la gorge; la langue était surchargées d'aphthes, le corps presque couvert de dartres et de pustules lenticulaires qui indiquaient assez d'où provenait cette affection. — Dans cette position, il s'adressa à moi; il était courbé, avait perdu l'appétit et le sommeil, était sans force, tourmenté de douleurs nocturnes et d'un marasme général. Je conseillai à cet officier le Rob Boyveau-Laffecteur; six bouteilles ramenèrent la tranquillité chez le malade, rétablirent le sommeil, l'appétit et les forces; l'embonpoint revint, et trois autres bouteilles complétèrent la guérison.

ABSELIN, *docteur-médecin au 2ᵉ régiment de hussards.*

Monsieur et honoré confrère, veuillez, je vous prie, m'adresser à lettre vue quatre demi-bouteilles de Rob Boyveau-Laffecteur.

Dᵣ ASTIÉ, *aide-major au 15ᵉ léger.*

Veuillez, je vous prie, avoir l'obligeance de vouloir bien m'expédier une caisse de Rob Boyveau-Laffecteur, dont j'ai déjà eu occasion de constater plusieurs fois les heureux résultats.

BELLIÈRE, *docteur-médecin.*

Comme chirurgien aide-major du 15ᵉ léger, je vous ai déjà fait, l'année dernière, une demande de votre Rob pour un officier du régiment, lequel s'en est bien trouvé. Un de ses camarades, qui se trouve atteint de la même affection, désire également en faire usage.

Je vous prie, en conséquence, de me faire l'envoi de six bouteilles de Rob Boyveau-Laffecteur.

    BLONDEAU, *docteur-médecin, aide-major au 15e léger.*

Le succès toujours croissant que j'obtiens par l'emploi du Rob Boyveau-Laffecteur me fait un devoir de le prescrire de nouveau; veuillez m'en expédier, contre remboursement, douze bouteilles.

    J. BOURET, *médecin, aide-major au 8e dragons.*

Je vous prie de vouloir bien m'envoyer aujourd'hui même, si cela est possible, quatre bouteilles de Rob.

    Dr BRANÇAL, *chirurgien militaire à l'assemblée nationale.*

En plusieurs circonstances déjà j'ai employé avec succès votre excellent Rob; j'ai aujourd'hui à traiter un malade atteint d'un eczéma chronique; faites-moi le plaisir de m'adresser de suite par la diligence, et en remboursement, dix grandes bouteilles.

    CARNOT, *docteur-médecin, major au 10e chasseurs.*

Je vous serais fort obligé de me faire parvenir sept bouteilles de votre Rob Boyveau-Laffecteur pour deux de nos officiers qui en ont éprouvé déjà les bons effets.

    CHAMPENOIS, *aide-major au 7e de ligne.*

Prière à mon cher confrère le docteur Giraudeau de vouloir bien donner, à prix réduit, une bouteille de Rob à madame A..., qui serait dans l'impossibilité d'acquitter le prix entier.

    Dr CHAMPOUILLON, *professeur au Val-de-Grâce,*

Monsieur, je vous prie de m'expédier par la diligence quatre bouteilles de Rob Boyveau-Laffecteur, que vous ferez suivre en remboursement,

    CHARDIN, *docteur-médecin en chef de l'hôpital civil et militaire de Lorient (Morbihan).*

Monsieur, d'après le guide pratique que vous m'avez fait l'honneur de m'envoyer il y a quelque temps, je trouve aujourd'hui l'occasion de faire usage de votre Rob de Boyveau-Laffecteur, et vous prie en conséquence de m'en adresser deux bouteilles.

A. CHAUDRON, *doct.-méd., chirurgien-major du 7e lanciers.*

Un de mes amis, M. X..., ayant besoin de faire usage du Rob de Boyveau-Laffecteur, je vous serais obligé de vouloir bien faire remettre au porteur de ce mot six bouteilles entières de ce médicament.

Dr CINTRAT, *médecin de la gendarmerie de la garde.*

Veuillez, je vous prie, me faire expédier de suite une seconde caisse de six bouteilles de Rob Boyveau-Laffecteur.

J. COMPAGNON, *doct.-méd., médecin-major au 2e lanciers.*

J'ai l'honneur de vous prier de m'envoyer cinq bouteilles de votre Rob Boyveau-Laffecteur par le porteur de la présente.

DAUTCOURT, *chirurgien-major au 57e de ligne.*

Veuillez avoir la bonté de faire remettre à M. X..., du 16e de ligne six bouteilles de votre Rob. Vous obligerez infiniment votre très-reconnaissant serviteur.

E. DAVID, *médecin aide-major au 37e de ligne.*

J'ai l'honneur de vous demander, pour l'usage d'un officier de mon régiment, six grandes bouteilles du Rob Boyveau-Laffecteur.

DELBECQ, *médecin-major au 58e de ligne.*

Paris, 19 février 1856.

J'ai eu l'honneur de vous prier de m'adresser pour un malade deux bouteilles de votre excellent Rob.

TH. DE MAUGRAS, *docteur-médecin.*

Veuillez, je vous prie, faire remettre au porteur deux bouteilles de votre excellent Rob; ces deux bouteilles

2...

sont destinées à compléter un traitement par le Rob, commencé sous de très-bons auspices

Dr β. du Fay, *médecin aide-major au 56e,*

Paris, 6 novembre 1856.

Je viens vous prier de bien vouloir donner à M. X..., une bouteille de votre Rob Boyveau, avec la concession que vous avez l'habitude de faire aux officiers de l'artillerie; mon intention étant de le mettre en usage, je compte sur votre obligeance.

A. Duriel, *aide-major.*

Le médecin-major du 55e désirerait avoir encore deux grandes bouteilles du Rob de Laffecteur pour un officier.

Duparge, *docteur-médecin.*

Je vous prie de vouloir bien remettre au porteur six bouteilles de votre Rob Boyveau-Laffecteur pour compléter le traitement d'un officier à qui je l'ai déjà prescrit. Les bons résultats obtenus m'engagent à le continuer.

Durey, *médecin au 1er régiment des voltigeurs de la garde.*

Plusieurs de mes confrères m'ayant vanté l'excellence de votre Rob, et désirant l'essayer moi-même sur un de mes clients atteint de syphilis constitutionnelle, j'ai l'honneur de vous prier de vouloir bien m'envoyer une caisse de Rob à mon adresse.

Dr Duval, *médecin aide-major au 59e de ligne.*

Bastia, 8 octobre 1851.

Dejaghère, docteur en médecine, chevalier de la Légion d'honneur, ex-chirurgien en chef des hôpitaux, en retraite à Bastia (Corse), ayant été parfaitement satisfait des heureux résultats obtenus par l'usage du Rob de Laffecteur, vous prie, monsieur, de lui envoyer pour un de ses clients cinq bouteilles de Rob, que vous aurez l'obligeance de remettre à la personne qui vous remettra ma lettre.

Dejaghère, *doct. méd., ex-chirurgien des hôpitaux militaires.*

Les deux malades qui ont fait usage du Rob de Boyveau-Laffecteur, il y a quelques mois, s'en sont parfaitement bien trouvés; l'un d'eux est complétement guéri; l'autre, dont l'état de santé s'est déjà beaucoup amélioré, espère obtenir une guérison complète au printemps prochain en faisant usage encore de quelques bouteilles de Rob. Je viens vous prier, en conséquence, de m'en expédier une caisse.

DIDIOT, *chirurgien aide-major au 25ᵉ de ligne,*

Veuillez avoir la bonté de m'expédier une caisse de Rob Boyveau-Laffecteur. J'en ai déjà prescrit à plusieurs de mes malades dans les divers régiments où j'ai été attaché; mais c'est la première fois que j'ai l'occasion de l'employer au 18ᵉ bataillon de chasseurs à pied, etc.

DUBOY, *doct.-méd. major au 18ᵉ bat. de chasseurs à pied.*

Je vous accuse réception des six bouteilles de Rob demandées pour M. X..., et je vous prie de faire un nouvel envoi de six bouteilles.

E. DUPONT, *aide-major au 7ᵉ d'artillerie.*

Monsieur, M. X..., du 6ᵉ dragons, a eu l'honneur de vous demander quelques bouteilles de votre excellent Rob pour des tâches dont il est porteur depuis quelques années. M. X... m'ayant bien voulu consulter à mon passage en cette ville, j'ai complétement approuvé la résolution et les conseils que contient votre lettre d'envoi.

Dʳ E. ÉLY, *médecin au régiment de gendarmerie de la garde impériale.*

Deux officiers du régiment désirant, suivant mes conseils, prendre le Rob de Boyveau-Laffecteur, je vous prie de m'en adresser quatre bouteilles. J'ai été agréablement surpris de trouver en même temps dans le précédent envoi les ouvrages que vous avez publiés; je vous en remercie bien sincèrement.

FAUCHON, *chirurgien aide-major au 18ᵉ léger.*

Monsieur, je vous prie de vouloir bien m'expédier

contre remboursement vingt bouteilles de Rob Boy-veau-Laffecteur, et de me les adresser à Philippeville, chez M. le capitaine-trésorier du 3ᵉ régiment de zouaves, lequel est chargé d'en acquitter le montant.

Dʳ FAUCHON, *au 5ᵉ zouaves.*

M. X...., officier au 99ᵉ de ligne, ayant besoin de faire usage du Rob Boyveau-Laffecteur, le soussigné lui en a prescrit quatre bouteilles.

FAULI, *doct.-méd., médecin major au 90ᵉ de ligne.*

Un de mes anciens camarades de régiment est venu me voir à Versailles; il a encore besoin de Rob; je vous prie de vouloir bien le lui faire remettre par le porteur de cette lettre.

Eм. GIRARD, *docteur-médecin.*

Un officier de mon régiment désirant continuer l'emploi du Rob Boyveau-Laffecteur, dont il a déjà fait usage au camp de Boulogne, je vous prie de vouloir bien en remettre deux grandes bouteilles.

Dʳ GRAZIETTI, *médecin aide-major au 85ᵉ de ligne.*

J'ai employé votre Rob avec un succès si complet, que je vous prie d'avoir la bonté de m'en envoyer.

HÉBERT, *aide-major au 22ᵉ léger.*

Ayant le désir d'introduire votre Rob Boyveau-Laffecteur parmi les médicaments délivrés aux hôpitaux de la marine militaire allemande, je vous prie de m'en envoyer vingt-quatre bouteilles, avec l'indication du prix auquel vous voudrez vous engager à fournir votre Rob Boyveau-Laffecteur à notre établissement.

Dʳ HEINS, *médecin en chef de la marine.*

Vous me demandez mon avis sur l'emploi du Rob dit Laffecteur. L'expérience médicale a suffisamment démontré la puissance que possède ce médicament de guérir certaines affections qui résistent à l'action d'autres agents thérapeutiques connus ; aussi, dans l'état actuel de votre santé, je vous engage beaucoup à faire usage de ce Rob pendant un certain temps.

> HUART, doct.-méd., médecin aide-major de 1re classe aux hôpitaux militaires de Rome.

Comme chirurgien-major dans le 86e régiment de ligne, j'ai eu fréquemment occasion de recommander le Rob de Boyveau à des officiers qui avaient suivi divers traitements sans en obtenir une guérison complète, et je dois rendre hommage à la vérité en déclarant que l'emploi du Rob de Boyveau-Laffecteur a procuré constamment une guérison tant désirée.

En outre, depuis que je suis à Paris, ayant eu souvent occasion de donner mes soins à des personnes affectées de divers symptômes syphilitiques qui avaient résisté au mercure et à l'iodure de potassium, j'ai eu l'occasion de remarquer un changement prompt dans la marche des symptômes, et qu'en persévérant dans l'usage du Rob, j'ai toujours obtenu les résultats les plus satisfaisants. J'ai aussi remarqué que les affections scrofuleuses, chez les enfants surtout, étaient notablement améliorées par l'emploi du Rob de Boyveau, qu'ils prennent toujours avec plaisir; et j'ai obtenu plusieurs guérisons en faisant prendre de ce Rob pendant plusieurs printemps de suite et en y ajoutant les moyens hygiéniques que la médecine ne doit jamais négliger.

> JOURDAIN, doct.-méd., ancien chirurgien major.

Je viens aujourd'hui vous prier d'envoyer à MM. X..., sous-lieutenants, douze bouteilles de votre excellent Rob. C'est sur mes conseils que ces messieurs vont suivre un traitement avec le Rob. Ils désirent que vous ne tiriez sur eux ou sur l'un d'eux, à votre volonté, que pour le 5 juillet 1857.

> Dr LACRONIQUE, médecin-major de 1re classe du 77e de ligne.

Sachant apprécier les vertus spécifiques du Rob Laffecteur, j'ai l'honneur de vous prier, monsieur, de remettre pour moi au porteur trois grandes bouteilles.

> LAMBERT, médecin.

Je viens vous prier de vouloir bien remettre au porteur huit bouteilles de Rob dont je désire faire l'expérience sur un de mes artilleurs.

LANGE DE BEAUJOUR, *docteur–médecin.*

Veuillez m'envoyer par la voie du chemin de fer trois bouteilles de Rob. Les bons résultats obtenus par ce précieux médicament m'engagent à en prescrire l'usage à plusieurs de mes malades.

LECLERC, *aide-major au 9ᵉ chasseurs.*

M. X..., du 48ᵉ de ligne, ayant besoin de faire usage du Rob de Laffecteur, je désirerais qu'il lui en fût délivré quatre bouteilles.

LECOINS, *doct.–méd., major au 45ᵉ de ligne.*

Je vous prie de m'expédier trois bouteilles de Rob Boyveau-Laffecteur.

Dʳ PAUL LUBIN, *médecin aide-major de 1ʳᵉ classe au 9ᵉ de ligne.*

Un de mes malades, sous-officier au corps, désire faire usage de votre Rob, et me prie d'être auprès de vous son intermédiaire. Plusieurs de mes malades déjà se sont applaudis d'avoir eu recours à votre dépuratif, ce qui m'engage encore aujourd'hui à vous prier de vouloir bien faire remettre au porteur deux de vos grandes bouteilles.

LUNEL, *doct.-méd., major au 97ᵉ ligne.*

Après avoir reçu votre lettre, je me suis empressé de prendre des renseignements sur la possibilité d'obtenir l'autorisation d'un dépôt du Rob Boyveau-Laffecteur, et j'ai su que le fisc romain y apporte les plus grands obstacles. Quant aux militaires appartenant à l'armée d'occupation, ils n'ont à payer aucuns droits d'entrée; il n'y a donc pour eux d'autres déboursés que les frais de transport.

Cependant, dans l'intérêt général, si j'en trouve l'occasion favorable, croyez, très-honoré confrère, que par d'entremise de notre ambassadeur, je ne négligerai rien pour que l'autorisation de ce dépôt vous soit accordée.

Dr T. MAYER, *médecin de l'armée de Rome.*

Paris, 19 janvier 1857.

Envoyez-moi le plus tôt possible pour un officier six litres de Rob Laffecteur, pour un malade à qui je l'ai prescrit.

MACQUIN, *médecin principal au dépôt de recrutement de la Seine.*

Médecin syphiliographe, j'ai souvent conseillé, pendant une clientèle de dix ans à Toulouse, l'usage de votre excellent Rob Laffecteur, et toujours avec le plus grand succès. Je suis heureux de trouver une occasion de vous le dire.

Dr MATURIÉ, *médecin aide-major du 2ᵉ régiment de la légion étrangère.*

Les guérisons opérées par votre Rob à Bastia, pendant que j'appartenais au 2ᵉ régiment de la légion étrangère, et celle si miraculeuse de M. X.., m'engagent à vous en demander encore pour deux officiers de mon régiment.

Dr MATURIÉ, *médecin aide-major au 85ᵉ de ligne, à Lons-le-Saulnier (Jura).*

M. X..., du 19ᵉ de ligne, se trouvant dans la nécessité de faire usage pendant quelque temps du Rob de Laffecteur, pourra se le procurer en s'adressant rue Richer.

Le médecin-major du 19ᵉ ligne.

Les bons effets que j'ai obtenus déjà plusieurs fois de l'emploi de votre Rob dépuratif m'engagent à vous en demander encore pour deux de mes clients atteints d'affections rebelles. Veuillez donc, je vous prie, m'en expédier deux caisses.

G. DE MENOU, *doct.-méd., chirurgien aide-major.*

Je vous prie de vouloir bien remettre au porteur deux bouteilles de votre Rob. Je profite de cette occasion pour ajouter les résultats de mon expérience aux preuves nombreuses, de l'efficacité de votre Rob dans le traitement des affections contagieuses.

MITTENBETER, D.-M.-P., *aide-major au* 19e *de ligne*.

Je vous prie de m'adresser contre remboursement six bouteilles de Rob. Ceux de mes malades affectés de maladies anciennes et rebelles qui ont fait usage de ce dépuratif, s'en sont très-bien trouvés.

D' M. MICHÉ, *aide-major au* 7e *chasseurs*.

Comme je désire faire usage du Rob Boyveau-Laffecteur pour une affection rebelle jusqu'à ce jour aux différents moyens employés, je vous serai reconnaissant de vouloir bien remettre au porteur trois bouteilles de ce médicament.

NOEL MOREAU, *médecin-major au* 10e *de ligne*.

Satisfait d'un premier essai, je prie M. le docteur Giraudeau de Saint-Gervais, de remettre au porteur la quantité de deux grandes bouteilles du Rob-Laffecteur, pour un client officier au 16e de ligne.

H. MOREL, *docteur-médecin*.

Un officier du dépôt du 16e de ligne, à Couvé, ayant fait un grand éloge du Rob Laffecteur, comme dépuratif, si je m'aperçois qu'il agit d'une manière aussi prompte et s'il assure une guérison aussi durable que me l'affirmait dernièrement un officier du 16e qui en a pris sur votre recommandation, et qui était allé vous trouver, je suis tout disposé à en recommander l'usage toutes les fois que j'en trouverai l'occasion.

H. MOREL, *docteur-médecin au* 16e *de ligne*.

Monsieur et très-honoré confrère, j'ai l'honneur de vous adresser la copie d'une lettre que je reçois d'un ami du malade pour lequel je vous ai fait une demande de Rob, malade qui, depuis un mois, est soumis à ce traitement.

« Bonjour à M. de la Perrotière, et l'engage à faire revenir la même quantité pour notre ami X..., qui est à son cinquième flacon. Malgré le mauvais temps, il marche avec une facilité remarquable, toujours se tenant à sa perche ; mais j'y vois une amélioration sensible ; j'espère beaucoup maintenant. Il me charge de vous dire bien des choses et est très-satisfait. » C'est avec la plus vive satisfaction que je vous donne connaissance de cette amélioration due à votre Rob, et je vous prie, selon la demande du malade, de m'en expédier une quantité pareille au premier envoi.

DE LA PERROTIÈRE, *ex-chirurgien militaire, ex-chirurgien en chef de l'hôpital de la marine aux îles Sandwich, chevalier de la Légion d'honneur et de l'ordre de Saint-Charles d'Espagne.*

Un de mes amis, officier d'artillerie, a besoin de faire usage du Rob Boyveau-Laffecteur ; je vous serai reconnaissant de vouloir bien faire remettre au porteur de ce mot six bouteilles de ce médicament.

A. PASQUIER, *doct.-méd., major du régiment des guides.*

Monsieur, je vous prie de remettre deux bouteilles de Rob Laffecteur au porteur du présent ; il est destiné à un caporal du régiment.

REIU, *aide-major au 45e de ligne.*

Lunéville, 22 mai 1852.

Je viens vous prier de me faire un nouvel envoi de douze grandes bouteilles de votre excellent Rob Boyveau-Laffecteur. J'ai reçu le deuxième envoi de dix-huit bouteilles il y a une quinzaine. Les malades auxquels j'ai fait prendre ce médicament s'en trouvent admirablement.

WOINHAYE, *médecin-major du 8e chasseurs.*

Paris, le 28 mai 1855.

Monsieur, je vous prie de vouloir bien remettre au porteur de cette lettre huit bouteilles de Rob Laffecteur. J'avais, l'année passée, conseillé son emploi à un officier de mon régiment ; les heureux résultats qu'il en a obtenus m'engagent à le prescrire à un de mes malades qui se trouve absolument dans le même cas.

VUILLET, *médecin-major au 52e ligne.*

Monsieur, je vous prie de vouloir bien me faire livrer, à prix réduit, deux litres de Rob Boyveau-Laffecteur, dont mes malades n'ont qu'à se louer depuis qu'ils en font usage.

REY, *doct.-méd., aide-major au 19e ligne.*

Je n'ai eu qu'à me louer jusqu'à ce jour de l'emploi du Rob de Boyveau-Laffecteur, et j'espère encore une fois en obtenir de grands avantages.

RONDIL, *médecin aide-major, chargé du service de l'artillerie de l'armée de Lyon.*

Ayant déjà soumis plusieurs de mes clients à l'usage de votre excellent Rob, et en ayant obtenu de merveilleux effets, je viens vous prier d'en envoyer quatre bouteilles à M. X.., lieutenant à mon régiment.

ROUSTIC, *docteur-médecin au 5e chasseurs.*

Veuillez faire expédier à M. X..., capitaine d'infanterie, six bouteilles du Rob Boyveau-Laffecteur que je lui ai prescrites.

SCOUTTETEN, *professeur de médecine, à Metz.*

Nous sommes au 10 mai; j'ai terminé les six litres du Rob Boyveau-Laffecteur que vous avez eu la bonté de m'adresser le 11 mars 1853; je n'ai qu'à me féliciter d'avoir eu recours à cet excellent remède. Aujourd'hui les aphthes de la bouche, les inflammations de la gorge, ainsi que les rougeurs et démangeaisons de la tête, ont disparu.

J'ai des remercîments à adresser au digne et respectable docteur Scoutteten de m'avoir conseillé l'usage de votre Rob Boyveau-Laffecteur, usage que je vais continuer encore pendant un certain temps de la belle saison, afin d'assurer ma guérison. J'ai l'honneur, etc.

X., *capitaine.*

Metz, 31 décembre 1856.

Veuillez m'expédier immédiatement six bouteilles de Rob Laffecteur. Je vous prie d'adresser la caisse directement à M. l'officier comptable de l'hôpital militaire, ainsi que la note du prix.

D' SCOUTTETEN, *médecin en chef de l'hôpital.*

J'ai beaucoup à me louer d'avoir fait usage du Rob auprès d'un de mes malades. Il le continuera jusqu'au printemps.

ACH. SECRETAIN, *chirurgien, aide-major de la 4e légion,* 39, *rue Saint-Jacques-la-Boucherie, Paris.*

M. X... sera mis à l'usage du Rob de Boyveau-Laffecteur dès qu'il aura terminé le traitement qu'il est en train de suivre.

DE SÉNÉ, *doct.-méd. aide-major au 2e régiment des grenadiers de la garde.*

J'ai l'honneur de vous prier de vouloir bien m'envoyer, contre remboursement, dix bouteilles de Boyveau-Laffecteur.

SIMON, *médecin-major au 75e de ligne.*

Monsieur, ayant déjà tenté un traitement par le Rob Boyveau-Laffecteur, j'ai l'honneur de vous prier de vouloir bien en remettre deux bouteilles au porteur de ma lettre.

TAMISIER, *chir.-mil. en congé à Vincennes.*

J'ai eu occasion d'employer souvent, et je me plais à le dire, avec succès, contre diverses affections syphilitiques anciennes et rebelles, le Rob de Laffecteur.

E. TELLIER, *médecin en chef de l'hôpital militaire de Saint-Jean-Pied-de-Port.*

Prière à M. le docteur Giraudeau de Saint-Gervais d'avoir la bonté de m'envoyer six bouteilles de son Rob Boyveau-Laffecteur pour un de mes malades chez lequel j'espère que je serai à même de constater ses bons effets.

VERJUS, *docteur-médecin.*

Paris, 22 août 1852.

M. X..., atteint de douleurs névralgiques depuis plusieurs années, vint me consulter le 15 septembre 1851. A cette époque il était en proie à une névralgie cérébrale d'une intensité très-grande. Depuis plusieurs mois, les douleurs atroces et intolérables qu'il éprouvait et qui étaient continues l'avaient complétement privé de sommeil. Des battements de cœur, qui se faisaient sentir dans une grande étendue de la poitrine, existaient simultanément et occasionnaient une gêne dans la respiration qui augmentait surtout pendant la marche. Soumis au traitement dépuratif que je lui prescrivis, et dont le Rob Laffecteur du docteur Giraudeau faisait partie, une amélioration très-grande eut lieu peu de jours après. En vingt jours sa guérison fut complète et a été exempte de toute récidive.

C. VIDAL, D.-M.-P., ancien chirurgien-major de la marine.

Mes cinquante et un ans de services militaires et mes quatre-vingt-un ans d'âge me pèsent et me dispensent de soigner des malades; mais dans certains cas graves, dans certaines maladies qui ont épuisé le savoir et la patience des médecins, je me remémore les succès obtenus par mon excellent père, mort directeur de la faculté de médecine de Strasbourg en 1814. Je me souviens aussi des nombreux malades qu'à son exemple j'ai traités et guéris avec le Rob de Laffecteur.

J'écris par ce courrier à M. X..., colonel d'état-major, en faveur de sa belle-sœur, pour avoir votre avis sur sa cruelle maladie que je n'ai point vue; mais qui s'est développée, m'a-t-on dit, sur le côté du nez, et a envahi les parties osseuses de cette région. J'ai une telle confiance dans le Rob, d'après la longue et intelligente expérience de mon père et la mienne, que j'ai supplié M. X... de vous présenter sa belle-sœur, qui jusqu'ici a essayé vainement toutes les médications. La confiance que j'ai dans le Rob pour ses maladies de *nature dartreuse*, et qui résistent à tous les autres traitements, me décide à renouveler mon invitation.

Dans cette confiance, agréez, monsieur et honorable confrère, etc.

VILLARS, doct.-méd., officier de la Légion d'honneur, ancien médecin en chef des hôpitaux militaires, etc.

Philippeville, 14 février 1857.

Monsieur, je vous prie de m'expédier contre remboursement, vingt bouteilles de Rob Boyveau, et de me
les adresser à Philippeville, chez M. le capitaine tréso-
rier du 3e régiment de zouaves, lequel est chargé d'en
acquitter le montant.

Veuillez agréer, etc.

Dr FAUCHON, *au 3e zouaves.*

Ancien chirurgien militaire, j'ai eu occasion dans les
temps de faire employer votre Rob Laffecteur, et il me
réussit parfaitement alors.

ISAMBERT, *doct.-méd., 25, rue des Hallebardes,*
à Strasbourg.

Lunéville, 24 juillet 1858.

J'ai constaté depuis longtemps l'efficacité du Rob°
Boyveau-Laffecteur, aussi viens-je vous prier d'en envoyer ici six bouteilles pour un officier de mon régiment.

Veuillez agréer, etc.

Dr TH. MORGON, *médecin-major au 4e dragons.*

Lille, 7 juillet 1858.

Je viens vous prier de vouloir bien m'envoyer pour
un officier du régiment, six nouvelles bouteilles de votre
Rob. La demande que je vous adresse aujourd'hui est
due aux bons effets des dernières bouteilles que je vous
avais demandées pour M. N... La guérison de cet officier, qui faisait usage du Rob pour la seconde fois, est
aussi complète que possible.

VALLIN, *doct.-méd. major au 1er dragons.*

Phalsbourg, 12 mai 1858.

Le malade pour lequel je vous ai demandé, il y a
quatre mois, quatre bouteilles de votre Rob, a obtenu
de cette médication d'excellents résultats; mais pour
avoir une guérison radicale, il est nécessaire qu'il en
prenne encore quatre bouteilles de 1,120 gramm., etc.

VEUILLET, *médecin-major au 32e régiment de ligne.*

Ayant obtenu de grands avantages de l'emploi du Rob Boyveau-Laffecteur, même dans des circonstances défavorables, en Crimée, par exemple, sous la tente et pendant un hiver très-rigoureux, je conseille à M. X... de faire usage de ce médicament.

Camp de Sathonay, le 28 février 1858.

Le médecin-major du 44ᵉ, G. BOUTON.

Nancy, 17 avril 1858.

Je vous serais très-reconnaissant de m'adresser par chemin de fer une caisse de votre excellent Rob. Déjà à plusieurs reprises j'en ai fait usage, tant en France qu'en Afrique, et toujours avec succès. Je traite dans ce moment un officier dont la maladie s'est montrée rebelle aux divers médicaments employés pour la combattre, j'espère être plus heureux avec votre remède, et vous annoncer une nouvelle guérison.

CAPRON, *médecin-major de 1ʳᵉ classe à l'hôpital militaire de Nancy.*

PRATIQUE CIVILE.

J'ai eu plus d'une fois recours au Rob de Boyveau, dont vous êtes aujourd'hui le propriétaire, pour des affections syphilitiques dégénérées, et toujours j'en ai obtenu de bons résultats. Je désire l'employer pour un cas semblable chez un jeune homme victime d'un moment d'erreur.

F. HANNEQUIN, *directeur de l'École de médecine, à Reims.*

Monsieur et confrère, quoique je n'aie pas l'honneur d'être connu de vous, j'ai pris la liberté de vous écrire pour vous demander, en faveur de deux pauvres malades auxquels je donne mes soins gratuits, deux bouteilles de votre Rob, que leur position de fortune leur interdit, et dont leur maladie réclame immédiatement l'usage. Trop de fois, monsieur, j'ai été témoin où j'ai connu par d'autres les heureux effets de votre médicament, pour que je ne sois pas désireux de l'appliquer aujourd'hui aux deux sujets pour lesquels je vous cause cette importunité. Atteints tous les deux d'engorgement aux glandes du col, qui ne présente que trop le caractère scrofuleux, je ne vois d'autres remèdes pour eux que dans l'usage de votre Rob, aidé des moyens locaux, et surtout de la pommade iodurée qu'ils emploient déjà.

JALABEST, *docteur-médecin, à Toulouse.*

Je vous prie de vouloir bien donner au porteur trois grandes bouteilles de Rob ; les succès que j'ai obtenus avec ce médicament dans différentes circonstances m'engagent à l'employer aujourd'hui sur un nouveau sujet.

Dr BALLET, *médecin à Boulogne-sur-Seine.*

Encouragé par le succès que j'ai obtenu l'année dernière chez un malade atteint depuis longtemps d'une éruption squammeuse de tout le corps, je viens vous prier de m'envoyer douze bouteilles de Rob Boyveau pour une malade atteinte d'une éruption à peu près semblable à la face.

BRION, *D.-M.-P., à Dun-sur-Meuse.*

Ayant eu occasion d'observer les bons effets du Rob de Boyveau-Laffecteur, dans des cas d'affections rhumatismales chroniques, je veux le prescrire encore chez un de mes malades, atteint de gonflement articulaire et de gravelle. Ayez l'obligeance de donner au porteur quatre bouteilles de Rob.

HÉBERT-RODRIGUES, *docteur-médecin, à Montpellier.*

Le succès inattendu et extraordinaire que j'ai obtenu, il y a dix ans, avec le Rob Boyveau-Laffecteur contre un cas de syphilis rebelle au mercure, à l'iodure de potassium et aux tisanes sudorifiques, m'engage à m'adresser à vous avec confiance comme dépositaire du plus précieux des remèdes. A l'époque où j'en ai fait faire usage à un de mes malades, la guérison d'ulcères qui occupaient le visage depuis un an, à commencé à disparaître le quatrième jour, et deux bouteilles ont suffi à la guérison radicale qui ne s'est pas démentie, et le malade vit encore bien portant.

BOURDÈRE fils, docteur-médecin, à Vic-Fezenzac.

Les bons effets que je retire de l'emploi du Rob m'engagent à en user de plus en plus, et je compte l'employer aussi souvent que je pourrai.

LATTE, docteur-médecin, à Béthune.

Depuis la diminution que vous avez bien voulu établir sur le prix autrefois élevé du Rob de Laffecteur (25 fr.), j'ai pu l'employer dans nos campagnes. Je n'ai eu qu'à me louer de ses effets dans les syphilis anciennes, syphilis qui se montraient réfractaires aux moyens dont nous disposons.

DESERT, docteur-médecin, à Georcy-Chambertin.

Les effets vraiment merveilleux obtenus par l'emploi du Rob que vous m'avez précédemment envoyé m'ont tellement prouvé l'excellence de cet agent thérapeutique, que je n'hésiterai jamais à le prescrire lorsque l'occasion s'en présentera.

DE BOYNET, docteur-médecin, à Sauxay (Vienne).

Je soussigné, médecin de la faculté de Paris, y demeurant, rue d'Anjou, 19, au Marais, certifie que depuis quinze ans j'ai employé avec succès dans ma pratique le Rob de Boyveau-Laffecteur, soit comme anti-vénérien, soit pour remédier aux affections produites par l'abus du mercure, particulièrement l'anaphrodisie ou impuissance, les scrofules, les flueurs blanches et les affections de l'utérus.

PARENT-AUBERT, ex-rédacteur en chef de la Gazette de santé, à Paris.

Dejachère, docteur en médecine, chevalier de la Légion d'honneur, ex-chirurgien en chef des hôpitaux, en retraite à Bastia (Corse), ayant été parfaitement satisfait des heureux résultats obtenus par l'usage du Rob de Laffecteur, vous prie, monsieur, de lui envoyer pour un de ses clients cinq bouteilles de Rob que vous aurez l'obligeance de donner à la personne qui vous remettra ma lettre.

DEJACHÈRE, *docteur-médecin, à Bastia.*

Je saisis cette occasion, monsieur, pour vous exprimer que le fréquent emploi que je fais du Rob, est motivé sur son efficacité et les avantages tout particuliers dont ma propre expérience, déjà longue, m'a démontré les incontestables succès.

En abaissant le prix de ce remède, vous avez rendu de grands services.

GUILLAUME, *docteur-médecin, à Sarreguemines.*

Toujours disposé en faveur du Rob de Boyveau-Laffecteur, je le conseille depuis quelque temps dans ma clientèle, et toujours avec un succès constant. Seriez-vous assez obligeant pour remettre au malade que je vous adresse quelques bouteilles de ce sirop. Chaque fois, mon cher confrère, que j'aura jl'occasion d'ordonner à mes clients de votre précieux médicament, je ne manquerai pas de le faire.

COLLOT, *médecin, à Boissy Saint-Léger.*

Les dernières six bouteilles de Rob ont produit l'effet admirable sur lequel je comptais. Elles ont eu à lutter contre une syphilis complète dont la guérison est maintenant assurée.

CAVALIER, *docteur-médecin, à Sens.*

J'emploie avec un succès toujours constant, votre Rob, contre les affections syphilitiques chroniques ou contre les maladies de la peau qui ne sont pas de cette nature, toutes les fois que les moyens des personnes qui me consultent le permettent, et j'en étendrai l'usage le plus que je pourrai.

E. DEVENOT, *médecin, à Solhre-le-Château.*

Je vous prie de m'adresser six bouteilles de votre excellent Rob. Trois fois je l'ai employé, et trois fois j'en ai obtenu un succès qui a dépassé mes espérances.

DESVEAUX, *médecin, à Authon.*

Le Rob a fait merveille à mon ami, mais je crois que deux nouvelles bouteilles compléteraient assurément sa guérison. Je compte donc sur votre obligeance bien connue pour vous prier de les lui livrer. Je vous en remercie d'avance et vous prie de me croire toujours votre dévoué confrère.

TALON, *docteur-médecin*, 98, *rue de Cléry, à Paris.*

L'an dernier, j'ai employé votre Rob dans deux maladies cutanées différentes, et je les ai parfaitement guéries par son emploi. Aujourd'hui je vois une malade atteinte d'une affection dartreuse qui a résisté aux préparations arsénicales, et à plusieurs autres traitements, je viens vous prier de vouloir bien m'expédier le plus tôt possible une caisse de votre excellent Rob.

J. VASSEUR, *médecin*, à *Béhen.*

Le sieur X, après avoir suivi différents traitements indiqués par de savants médecins, afin de le guérir d'une immense quantité de dartres qui lui couvraient une partie du corps, n'a pu trouver sa guérison que par l'emploi du Rob Laffecteur et quelques bouteilles lui ont suffi.

DAVID, *pharmacien*, à *Arnay-le-Duc.*

Obtenant, Monsieur, dans ma pratique, des succès constants du Rob de Laffecteur, je m'adresse directement à vous pour que vous vouliez bien m'en faire parvenir une caisse.

SERRAILLIER, *docteur-médecin*, à *Fréjus.*

J'ai deux observations bien concluantes à vous transmettre en faveur du Rob Laffecteur, pour des affections de la peau les plus rebelles.

DUTOYA, *docteur-médecin*, à *Guingamp.*

J'ai l'honneur de vous prier de m'envoyer cinq bouteilles de votre Rob contre remboursement; j'en fais usage pour mes malades depuis quelque temps, et j'ai le bonheur d'ajouter avec un plein succès. Je serais charmé que vous en augmentassiez l'envoi plutôt mes pauvres. J'aurai sans doute de fréquents rapports avec vous. Agréez, etc.

GIGANON, *docteur-médecin, à Orléans.*

Dans un cas de syphilis secondaire, *taches, cuivrées fort anciennes et ayant résisté aux traitements de divers médecins en réputation*, et dans un autre cas où il existait en même temps des symptômes secondaires et tertiaires, taches *ulcères, douleurs ostéocopes*, etc., le Rob de Boyveau-Laffecteur, aidé, il est vrai, par quelques autres moyens, m'a donné un si beau résultat, que je ne puis m'empêcher de vous témoigner toute ma satisfaction. Recevez l'expression, etc.

FABRIOE, *docteur-médecin, à Paris.*

M. P..., ancien officier de la marine, vint me consulter pour un gonflement du genou gauche. Il y avait douleur intolérable, s'exaspérant fortement pendant la nuit, malgré l'emploi de vésicatoires, de la morphine et de bains hydro-sulfureux. L'affection ne diminuait point. Nous soumîmes le malade à l'emploi du Rob de Boyveau, et en deux mois la guérison fut obtenue.

Le docteur THOMASSIN.

Je vous ai adressé hier un artiste distingué, qui a besoin de suivre un traitement dépuratif par le Rob de Boyveau. Déjà j'ai eu l'honneur de vous adresser quelques malades que vous avez parfaitement guéris, M. ***; M. ***, banquier; M. ***, juge au tribunal de..., etc.

Docteur AUSSANDON , *rue Notre-Dame-de-Lorette, 42.*

Longtemps j'ai douté de l'efficacité si justement proclamée du Rob de Boyveau contre les maladies constitutionnelles; mais l'été dernier, un de mes clients, M. ***, ayant des syphilides ulcérées au front, à l'axe du nez, fut vous consulter, et après un usage de quelques mois du Rob de Boyveau, les ulcérations se cicatrisèrent admirablement, et tout symptôme disparut. Sa femme qui a, aussi, depuis quelques années, avait une fort mauvaise santé, éprouvant des symptômes qui faisaient supposer une lésion organique de la matrice, fut vous consulter, et votre opinion vint confirmer la mienne; elle se mit à l'usage du Rob; et au bout de quelque temps tous les symptômes sympathiques des voies digestives disparurent.

Agréez, etc.

DELAMARRE, *docteur-médecin, à Verberie.*

Je vous prie de m'envoyer par le roulage ordinaire une caisse de quinze bouteilles de Rob, celles que j'ai employées ont produit de si bons effets que j'espère le prescrire longtemps.

BOUSSAC fils, *médecin, rue de l'École-Normale, à Albi.*

J'ai éu l'honneur, il y a trois semaines, de vous demander six bouteilles du Rob de Boyveau-Laffecteur : la personne qui en fait usage s'en trouve extrêmement bien, et me prie de vous donner quelques détails sur les affections diverses qu'elle éprouvait.

C'est un homme de quarante ans, d'une très-belle constitution, ayant eu, il y a plusieurs années, un ulcère induré qui ne laissa pas de traces pendant longtemps, mais depuis trois ans, cet homme a éprouvé vers l'oreille droite des bourdonnements et un sifflement régulier, que tous les traitements que vous pourrez imaginer n'ont point modifiés. En même temps, un eczéma très-confluent s'est développé sur le corps, il s'est un peu apaisé par les moyens ordinaires; mais les douleurs générales que le malade éprouvait en même temps, ne se sont point calmées, et il est resté longtemps dans le même état, ne conservant d'espérance que dans l'usage du Rob de Boyveau, que les médecins les plus distingués à Paris lui avaient conseillé comme dernière ressource.

Depuis l'usage de cette préparation, l'eczéma et les douleurs ont presque totalement disparu; les bruits d'oreilles se sont sensiblement modifiés, et la personne, confiante dans ce dernier moyen qu'elle vient de mettre en œuvre, me prie de vous adresser ces remarques, et me fait vous demander six nouveaux flacons de Rob.

Docteur GELEZ fils, *à Douai.*

Etreville, 22 décembre 1849.

Voici les observations sur les deux guérisons obtenues au moyen de votre Rob.

1° Une jeune fille de dix-huit ans, mademoiselle X..., de Pont-Audemer, offrait depuis plusieurs années des signes caractéristiques de la constitution scrofuleuse : engorgement des glandes du cou et de l'aisselle, teinte mate de la peau, atonie, etc. Après avoir consulté plusieurs médecins et épuisé toutes les ressources ordinaires de la médecine pendant trois années consécutives, le mal allait toujours croissant et était en dernier lieu jugé incurable. Cette jeune personne, d'après mes conseils, s'est soumise à l'usage du Rob Boyveau-Laffecteur pendant trois ou quatre mois, et sa guérison ne laisse rien à désirer.

2° Madame C..., âgée de trente et un ans, était depuis huit à dix mois, en proie aux douleurs d'une affection dartreuse très-grave (il y avait plaie); écoulement suspect et abondant, perte d'appétit, insomnie, fièvre lente et continue. Il y avait aussi engorgement des glandes du cou et des autres parties du corps.

Douze bouteilles lui ont rendu une santé parfaite.

J'accepterai avec bien du plaisir les quelques bouteilles que vous m'offrez pour mes indigents, et je vous en aurai une bien vive reconnaissance.

En attendant, je vous prie de m'en envoyer de suite vingt-quatre bouteilles pour une jeune personne qui a eu une grave maladie de peau depuis plusieurs années. Vous mettrez la caisse au chemin de fer et vous l'adresserez à M. Harel, aubergiste à Roulo, pour me remettre. Si vous voulez tirer un second mandat, l'argent est entre mes mains.

Veuillez recevoir, monsieur, la nouvelle assurance de mon profond respect.

LAPLANCHE, curé d'Étreville (Calvados).

Varaville, 5 juin 1848.

Monsieur,

M. X..., âgé d'environ quarante ans, avait eu le malheur de se livrer au vice de la masturbation pendant plusieurs années, sans éprouver autre chose qu'une faiblesse et une espèce de langueur qui ne l'empêchaient pas toutefois de se livrer à ses occupations ordinaires ; mais l'hiver dernier, entraîné par une mauvaise société il a attrapé une maladie syphilitique. Ayant examiné de plus près il aperçut des taches sanguinolentes. Il n'y fit pas d'abord une grande attention, mais en peu de temps ces taches se sont agrandies, et aujourd'hui la presque totalité de la peau présente des espèces d'ulcères d'un fond très-rouge, avec des taches blanchâtres au milieu ; ces taches sont plus fermes que le reste de la plaie, qui occasionne une légère suppuration d'une couleur verte et d'une odeur un peu forte. Il a eu assez de confiance en moi pour me faire part de ses inquiétudes, mais je n'ai pu le déterminer à faire connaître son état à un médecin ; alors j'ai pensé au Rob Boyveau-Laffecteur et je le lui ai conseillé, etc.

BOUET, curé de Varaville.

Je n'ai qu'à m'applaudir des résultats obtenus par l'emploi du Rob à l'égard de M. X..., pour lequel j'ai eu l'honneur de vous consulter. Il en a pris trois bouteilles et demie, et tous les symptômes du mal ont entièrement disparu. Je le crois parfaitement guéri, etc.

BOUET, curé de Varaville (Calvados).

NOUVELLES OBSERVATIONS.

Je viens encore réclamer de votre obligeance habituelle de vouloir bien livrer au prix le plus bas possible votre bienfaisant Rob au jeune homme qui demande cette faveur et qui en a déjà pris six bouteilles. J'ai engagé ce malade à continuer, quoique mieux portant, ce précieux remède jusqu'au milieu de l'été prochain.

Veuillez agréer, etc,

EMMANUEL ROUSSEAU, docteur-médecin, professeur au jardin des Plantes.

Pérouse, 15 février 1848.

Tumeurs et abcès. — Le très-bon Carron du Villards
m'encourage à vous présenter la supplique de deux malades infortunées dont le corps est couvert d'affreuses
tumeurs qui leur font souffrir des douleurs atroces ; ve-
nez au secours de ces malheureuses, Dieu vous rendra
au centuple dès ce monde le bien que vous leur ferez.

E. Cuenin, *curé de Pérouse.*

Pérouse, près Belfort (Haut-Rhin).

Guérison. — Je ne sais si vous avez conservé souvenir d'une pauvre mère et de sa fille. Le docteur Carron
du Villards avait eu la pensée de vous adresser une
supplique pour obtenir de votre générosité quelques
bouteilles de votre merveilleux Rob ; j'avais joint à sa
lettre une apostille pour vous recommander ces infortunées. Vous avez bien voulu accéder à notre prière. Je
suis heureux d'avoir à vous apprendre que votre générosité a obtenu son effet : la fille est guérie, ses plaies
affreuses se sont cicatrisées. La mère, par un sentiment
admirable de tendresse maternelle, a laissé à son enfant
les deux tiers du remède. Elle n'est pas guérie, mais
elle allait déjà sensiblement mieux, lorsque le remède
a fait défaut. Ah ! cher monsieur, mettez le comble à
votre générosité, rendez la joie à ces infortunés en
leur accordant encore quelques bouteilles de votre mi-
raculeux remède ; c'est au nom de Dieu et de l'huma-
nité que moi, pasteur de cette infortunée mère, j'ose
vous adresser cette demande ; achevez votre œuvre, et
votre nom sera à jamais béni dans notre voisinage.

Un pasteur n'est étranger à aucune des misères de
ses infortunés paroissiens.

E. Cuenin, *curé de Pérouse.*

Paris, le 6 avril 1852.

Vous savez quelle confiance j'ai dans votre Rob, par
suite des notions que j'ai acquises sur sa préparation,
soit par l'analyse que j'en fis à l'occasion de votre discussion avec vos contrefacteurs.

Je le conseille donc à toute personne qui m'intéresse

et aujourd'hui pour un de mes amis jé viens vous en demander six bouteilles.

JULES BARSE, *chimiste.*

Montmartre, le 5 janvier 1854.

Mademoiselle W..., âgée de 25 ans, vint me consulter pour une affection dartreuse très-grave, avec démangeaisons insupportables et manque total d'appétit.

Traitée d'abord par les moyens ordinaires, les résultats furent presque négatifs. Cette jeune personne s'est soumise à l'usage de votre excellent Rob et six bouteilles ont amené une guérison complète.

Un de mes clients. M. E L., de 23 ans, était atteint depuis deux ans d'une fétidité repoussante de l'haleine. Huit bouteilles de Rob ont suffi pour obtenir une guérison complète.

PREZIOSI, *docteur-médecin.*

On lit dans le *Traité pratique des maladies des voies urinaires*, édition de 1855, page 461, par le docteur Em. Jozan.

« Fréquemment des malades désirant employer le *Rob Boyveau-Laffecteur* me demandent mon avis sur l'efficacité de ce remède célèbre, beaucoup trop exalté par les uns comme une panacée universelle, et dédaigné par d'autres comme un agent inutile. L'examen de la composition de ce médicament, et les résultats qu'en obtiennent tous les jours les praticiens, permettent d'apprécier sa valeur thérapeutique et les indications de son emploi.

» Les circonstances qui réclament surtout son emploi sont les suivantes : 1° A la suite du traitement par les agents minéraux, quelques malades sont affaiblis, leurs facultés digestives altérées, le corps amaigri ; dans ce cas l'administration du Rob rétablit promptement les organes, en favorisant l'assimilation des aliments, et active le retour à la santé.

» 2° Dans les cas invétérés qui malheureusement se présentent si souvent à l'observation du praticien où les manifestations de syphilis constitutionnelles non-seulement sont rebelles à l'action du mercure, de l'iodure de potassium, de l'arsenic, mais encore semble pulluler sous leur influence, loin de doubler, de tripler, de quadrupler les doses de ces médicaments, comme le font quelques praticiens des plus célèbres, je cesse complétement l'administration des agents minéraux, et je me contente à l'extérieur de douches de vapeur et de bains de Barèges, et à l'intérieur du *Rob Boyveau-Laffecteur*. En quinze jours, trois semaines, un mois au plus, la scène est complétement transformée, et, en même temps que les accidents disparaissent, le malade renaît à la santé.

« 3° Les enfants qui ont hérité de leurs parents d'accidents syphilitiques tertiaires présentent fréquemment les attributs extérieurs du tempérament lymphatique, et doivent être pendant plusieurs années soumis à l'action dépurative et inoffensive du Rob. Deux ou trois mois suffisent à chaque printemps.

« Le mode d'administration est fort important à connaître parce qu'il rend compte de l'appréciation fausse de certaines personnes. Si le malade attend quelques changements dans les accidents qu'il peut présenter après l'emploi d'une bouteille de Rob, il sera déçu, parce que ce n'est qu'après la prise de cinq à six litres qu'on aperçoit de l'amélioration. La dose est de quatre à six cuillerées à soupe par jour, en deux ou trois fois dans un verre d'eau, ou de tisane de feuille de chicorée, ou de saponaire. »

Dʳ JOZAN.

Paris, ce 29 septembre 1855.

« Mon cher confrère,

« Je n'ai pas dit de votre précieux médicament tout le bien que les exemples que j'ai de son action sous les yeux m'auraient engagé à rapporter, parce que j'étais limité par l'espace ; mais vraiment dans une foule d'indications, je suis heureux de le trouver. »

E. JOZAN, *docteur en médecine de la Faculté de Paris, professeur de pathologie spéciale.*

Observations extraites du procès-verbal des malades soumis
à l'expérience du faubourg Saint-Denis.

44° — Un malade, outre les accidents graves ordinaires aux vénériens, était perclus de tous ses membres :
il avait les organes de l'ouïe et de la vue attaqués : le
procès-verbal dit que ce sujet, déclaré incurable, fut
guéri en quarante jours.

45° — Il ne fallut que trois mois de traitement pour
guérir sur un autre sujet un bubon gangréneux qui
avait l'étendue de cinq pouces de long sur trois et demi
de large, et qui avait fait juger le malade incurable. Sa
guérison a été complète.

46° Soixante jours suffirent pour la guérison d'un
malade qui, à la suite d'un autre bubon prêt à se ré-
soudre, avait le visage couvert de dartres et de pustules
en suppuration.

47° Une suite d'accidents vénériens fort graves, comme
chancres, poireaux, paraphimosis, crêtes à l'anus, bu-
bons, maux de têtes violents, pustules, toux opiniâtre,
crachements de sang, ulcère à la gorge, avaient affligé
ce malade pendant douze ans ; il lui restait, lorsqu'il a
commencé le Rob, un ulcère aux amygdales et à la
luette, des tubercules à la base de la langue, des douleurs insoutenables à la partie moyenne du bras droit,
un engorgement aux glandes inguinales et à l'anus une
crête.

Mon spécifique l'a guéri malgré son épuisement, quoique juré incurable par les quatorze médecins qui ont
suivi les expériences et rédigé les procès-verbaux.

Observations de deux cures opérées par le Rob composé par
les commissaires de la Société de médecine.

48° — Le premier malade avait vingt-quatre ans ;
il était sourd, du tempérament le plus délicat et le
plus exténué ; il avait une grande partie du gland rongé
par un chancre, et le voile du palais presque tout em-

porté. Le Rob ayant succédé à d'inutiles traitements mercuriels, la guérison radicale fut obtenue, et le malade n'eut plus à se plaindre de sa surdité.

49° — Un autre sujet avait eu pendant quatre ans des chancres et d'autres ulcères vénériens qui, par les traitements ordinaires disparaissent et reparaissent à divers intervalles : il lui restait à l'époque où le Rob lui fut administré, divers chancres aux parties génitales, des engorgements aux glandes maxillaires, et des pustules sur presque toute la surface du corps, et particulièrement aux cuisses et au visage ; le procès-verbal le déclare radicalement guéri.

50° Observation sur la guérison du serrurier Magniez, confié à mes soins par le ministre de l'intérieur.

Le ministre m'écrivit, le 8 fructidor an IV (25 août 1796), la lettre suivante que je transcris littéralement :

« Le citoyen Magniez, compagnon serrurier m'expose qu'il est attaqué d'une maladie vénérienne, pour laquelle il a plusieurs fois passé, mais infructueusement, par les remèdes mercuriels. Il nous annonce que vous lui avez donné l'espoir de le guérir : attendu qu'il serait dans l'impuissance d'acquitter les frais de ce nouveau traitement, il demande qu'il y soit pourvu par le gouvernement.

» L'état malheureux et l'infortune où se trouve le citoyen Magniez me déterminent en sa faveur ; je vous autorise à lui administrer votre remède sous la condition, par vous généreusement souscrite, de n'en réclamer le prix devant le gouvernement qu'après avoir effectivement opéré la guérison radicale du malade, et suivant le taux porté par la soumission que vous avez faite, en l'an II, pour le service des hôpitaux de la marine.

« Signé BENTZECH. »

Le malade en faveur duquel cette lettre m'était adressée avait subi, pour une maladie vénérienne des plus graves et des plus invétérées, sept traitements divers par

les méthodes mercurielles, dont deux à la Rochelle,
un à l'hôpital de la marine de Rochefort, trois à Bicêtre, et un dernier à l'hospice des Capucins. Tous ces
traitements, quoique administrés par des gens de l'art,
lui avaient laissé des ulcères dans l'arrière-bouche, qui
peu à peu avaient dévoré la luette, le voile du palais et
les amygdales, outre des plaies accompagnées de carie
sur le front, suivies d'une exfoliation du frontal plus
large qu'un écu de six francs, un autre à l'omoplate
droite, qui était presque entièrement détruite. Le Rob,
pris avec constance pendant quatre mois, lui procura
une guérison radicale, et le procès-verbal en fut signé
par MM. Andry, Gastaldy et Lebreton.

51° Observation sur la guérison du sieur Mitrecez, employé à la
police de Paris, et confié à mes soins par le même ministre.

Je reçus du ministre Benezech une lettre qui ne mérite pas moins d'être transcrite que celle qui me recommandait le traitement du sieur Magniez ; elle est datée
du 9 prairial de l'an IV de la république (28 mai 1796) :

« On m'a rendu compte, citoyen, de l'état douloureux dans lequel se trouve le citoyen Mitrecez, qui vous
remettra cette lettre, de l'impuissance où il serait de se
procurer le Rob antisyphilitique dont vous êtes l'auteur
et de l'offre que vous faites de le lui administrer suivant le prix fixé par la soumission que vous avez souscrite au mois de frimaire de l'an II, pour le service des
hôpitaux de la marine, mais sous la condition de ne réclamer aucune indemnité si, contre votre attente, le
mal résistait au remède.

DE LA SYPHILISATION.

Maintenant nous arrivons au moment où la nouvelle doctrine s'est surpassée elle-même par le luxe de ses excentricités. Nous sommes donc forcé de l'appeler par son nom, et de faire connaître la *syphilisation!* c'est-à-dire l'art d'inoculer la vérole, pour s'en préserver ! ! ! On prétend par là saturer les malades de virus syphilitique, et les rendre rebelles à toutes les chances d'infection : c'est comme si l'on brûlait sa maison pour la préserver des incendies à venir : en adoptant cette doctrine, le monde n'eût plus été qu'un vaste hôpital de vénériens ! Dans les bornes si étroites que nous nous sommes imposées ici, nous pouvons seulement donner un simple trait de la syphilisation, vue même de profil.

Selon M. Auzias, « la syphilisation serait un état de l'organisme dans lequel celui-ci n'est plus apte à subir l'évolution de la syphilis par suite d'une sorte de saturation. » On s'appuie sur un fait vrai en lui-même, mais qui est mal expliqué, à savoir : que les filles qui ont été traitées plusieurs fois finissent par faire leur métier dix et quinze ans sans rien attrapper de nouveau, et sans rien communiquer; mais cela provient plutôt des soins hygiéniques que des infections qu'elles ont gagnées étant jeunes.

On produit la syphilisation en inoculant un certain nombre de chancres, lesquels joueraient le rôle de la pustule du vaccin. Mais dans le vaccin, une fois le pus du bouton inoculé, tout est accompli, c'est un fait positif; on a le droit de se croire préservé de la petite vérole. Dans la syphilisation, c'est tout autre chose, malgré l'identité apparente de la comparaison. La syphilisation est un être complexe et qui se transfigure selon l'état du sujet : cet état est le *syphilisme;* c'est-à-dire le plus ou moins d'aptitude à la syphilisation. Cela posé, chaque individu est doué d'un degré variable de *syphilisme :* on va voir sur-le-champ que la syphilisation a

aussi ses degrés, son mode d'action spéciale. Vous ino-
culez le pus d'un chancre à un sujet vierge; vous êtes
non-seulement à l'abri de la syphilis, mais encore de ses
suites, et celles ci sont locales ou générales : la vacci-
nation ne fait pas mieux. S'agit-il ensuite d'un sujet
contaminé, la syphilisation guérit non-seulement de la
vérole actuelle, elle vous préserve encore de celle à
venir : ici la vaccine a le dessous, car elle ne peut rien
contre les varioleux. Les docteurs Auzias et Sperino
sont en tête de ce département de la syphilisation.
Quant au docteur Marchal, il s'en tient simplement à
la syphilisation *curative*. Ainsi la vérole n'est exclusivement pour lui qu'un moyen de guérir la vérole : c'est
la méthode des semblables : si les homœopathes n'ont
rien dit à ce sujet, on ne le comprend pas. Enfin un des
fauteurs de la syphilisation, le docteur Diday, a ima-
giné de changer les attributs du préservatif. Il veut que
ce soit le sang d'un syphilitique que l'on inocule et non
le pus d'un chancre ; parce que certainement en pre-
nant le sang, on puise à la source de l'empoisonnement
même. On reconnaît déjà qu'il y a là une sorte de
schisme, ou au moins une bien coupable *modification*
à l'égard du principe fondamental. Il suffit de ces sim-
ples aperçus pour faire comprendre comment la syphilisation tend d'elle-même à dérailler. Mais tout ne se
termine pas là!... On en était venu à remonter aux
temps passés pour trouver des matériaux dignes d'être
apportés au nouvel édifice. On invoquait ce qu'on pouvait trouver au XVIᵉ siècle. On faisait ressortir bien
haut les croyances de cette époque, où était accréditée
l'opinion que la syphilis disparaîtrait par l'épuisement
du virus : la syphilisation se fait une arme de tout. S'il
doit y avoir un jour une immunité syphilitique amenée
par le temps, la syphilisation ne fait autre chose que de
l'escompter, par une saturation qui, en épuisant sur-le-
champ le virus, donne des résultats immédiats : l'art
devançait l'œuvre des siècles, et la citation prise au
XVIᵉ siècle avait une grande valeur.

Ne pouvant rester plus longtemps dans les termes
d'une discussion intempestive, il nous reste seulement
à mettre en relief les effrayantes conséquences de la
syphilisation considérée dans ses plus grands écarts.

On adopterait alors la proposition faite au préfet de police; ce qui consisterait à syphiliser les filles publiques, afin de les préserver de toute contagion. Nous devons avouer que quelques sociétés savantes avaient approuvé ce système, mais le bon sens public, d'accord avec l'Académie de médecine, ont fait justice de cette élucubration scientifique, et tout est tombé dans l'oubli.

Parmi les hommes qui, jusqu'en 1838, donnèrent sur la syphilis, les lois théoriques et pratiques, sanctionnées ensuise par la grande majorité du corps médical, on citait *Swédiaur*, *Lagneau*, *Rattier*, *Cullerier*. Apparaît alors la *Nouvelle Doctrine*, et ainsi qu'un météore brillant, elle éblouit tous les yeux! Alors se lève le docteur Ricord,... novateur éloquent; il vient avec la distinction de son talent, ruiner toutes les théories, comme *Broussais* avait naguère renversé toutes les doctrines de la Pathologie médicale.

Il eût été sans doute d'un grand intérêt de pouvoir pronostiquer la marche des symptômes syphilitiques; mais les faits pratiques sont venus sans cesse donner un démenti aux aphorismes du maître. Il ne restera de ce système que les discussions qui d'ailleurs n'ont servi qu'à rendre plus éclatant le triomphe de la vérité. Du côté des novateurs, le prestige éphémère de leur parole pourra être comparé aux thèses que soutenaient sur l'Eucharistie ces Grecs du Bas-Empire, au moment même où Mahomet les assiégeait dans Constantinople dont il allait les chasser.

Une des principales hérésies de la nouvelle doctrine, est d'affirmer qu'en général le chancre seul engendre l'infection générale; que la blennorrhagie n'est pas syphilitique; à moins de chancres *larvés*, c'est-à-dire des chancres invisibles. Or, qu'est-il résulté de cette erreur théorique? Que l'on en appelle à tous les médecins, et chacun d'eux vous dira qu'il est fréquemment consulté par des malades atteints d'eczémas, de plaques muqueuses, d'ulcères rongeants, etc., qui affirment néanmoins qu'ils n'ont jamais eu de maladies vénériennes. Si on les presse de questions, ils avouent naïvement avoir eu deux ou trois petits échauffements; or, comme ils ont appris dans ce monde que le chancre seul engendre la vérole, ils ont vécu dans une grande quiétude d'esprit, n'ayant eu que des chaudepisses qu'ils avaient traitées par des injections et le copahu. Ce système avait eu d'autant plus de succès que la jeunesse n'aime pas les traitements longs, et qu'en général on cherche toujours à se persuader que l'on n'est pas gravement malade; on plaide les circonstances atténuantes même en venant consulter. Dans le moyen âge les jésuites avaient fait de petits livres pour faire entendre qu'on pouvait gagner le ciel en s'amusant : de même, aux beaux jours de la nouvelle doctrine, prétendait-on qu'il était plus facile et plus prompt de guérir la chaudepisse que de la gagner; on croyait alors aux guérisons abortives en vingt-quatre heures, mais l'expérience a fait justice de ce paradoxe.

Quant au traitement de la syphilis, les discussions scientifiques qui ont eu lieu depuis vingt ans n'ont pas fait progresser la thérapeutique, et l'on en revient toujours aux anciens remèdes.

Quand les médecins et les malades ont épuisé tous les moyens et toutes les recettes des syphiligraphes anciens et modernes, qu'ils sont bien gorgés de virus et de mercure, d'or et d'iodure de potassium, on les voit demander au véritable Rob de Laffecteur, la guérison des maladies syphilitiques et des maladies mercurielles qui les désespèrent. C'est ainsi que les choses se passent depuis 1780. Une expérience plus que demi-séculaire suffit à tous les hommes impartiaux pour placer le Rob Laffecteur au rang des moyens les plus héroïques que la médecine possède.

INSTRUCTION

SUR LE MODE D'EMPLOI DU ROB.

Doses pour les hommes de 18 à 60 ans : 3 cuillerées le matin et 3 le soir pendant 4 jours ;

4 cuillerées le matin et 4 le soir du cinquième au dixième jour ;

4 cuillerées le matin, 4 à midi et 4 le soir après le dixième jour.

On devra continuer la dose de 12 cuillerées par jour pendant tout le traitement ; on pourra même aller jusqu'à 15 cuillerées, si l'estomac les supporte bien.

Doses pour les dames âgées de 18 à 50 ans. 2 cuillerées le matin et 2 le soir pendant cinq jours ;

3 cuillerées le matin et 3 le soir, du sixième au douzième jour ;

3 cuillerées le matin, 2 à midi et 3 le soir, après le douzième jour ;

On continuera la dose de 8 cuillerées par jour pendant tout le traitement, sauf les époques de la menstruation où il ne faut prendre que la moitié de la dose.

On peut prendre du *Rob* pendant l'état de grossesse, si la mère craint de donner naissance à un enfant entaché d'un sang vicié. On peut aussi médicamenter les enfants à la mamelle, en donnant quelques cuillerées de *Rob* à leurs nourrices.

Les gens faibles, épuisés ou de constitution nerveuse devront graduer les doses selon la force et la tolérance de leur estomac ; ils pourront commencer par une cuillerée matin et soir.

Doses pour les enfants. Les enfants, depuis l'âge d'un an jusqu'à trois, prendront 4 grammes, ou une cuillerée à café de *Rob* pur matin et soir. De trois à neuf ans, 2 ou 3 cuillerées à café matin et soir. De neuf à quinze ans, 1 ou 2 cuillerées à soupe matin et soir selon la force des individus.

Les enfants débiles, scrofuleux, ayant tété de mauvais lait, ou atteints d'un vice héréditaire, devront être soumis à l'usage du *Rob*, au printemps et à l'automne depuis l'âge de quatre ans jusqu'à la puberté : une ou deux grandes bouteilles suffisent à chaque saison.

Ce sirop fort agréable au goût, remplace avantageusement l'huile de foie de morue et tous les sirops dépuratifs et antiscorbutiques que l'on donnait jadis.

Mode d'emploi. Le *Rob* doit être pris le matin, en se levant, et le soir, en se couchant : le matin, au moins une heure avant le déjeuner, et le soir, deux heures après avoir dîné. Quant à la prise du milieu du jour, il faut qu'il y ait deux heures que l'on ait mangé.

Pour avaler le *Rob*, on le verse dans un demi-verre d'eau froide ou de tisane quelconque. On l'agite avec une cuiller à café, et on administre ainsi les 3 ou 4 cuillerées à la fois. Les enfants et ceux qui aiment les sirops peuvent le prendre *pur*, car le *Rob* n'a aucun goût désagréable.

Pour mesurer le *Rob*, on se sert d'une cuiller à soupe, qu'on remplit aux trois quarts, ce qui forme à peu près 12 grammes 1/2 de *Rob*.

A doses élevées, le *Rob* doit tenir le ventre libre, mais il faut les diminuer s'il y avait des purgations répétées le même jour. Quand il y a constipation, on doit prendre quelques lavements d'eau tiède avec une cuillerée d'huile d'olive.

Tisanes rafraîchissantes. Pour les maladies nouvelles aiguës et inflammatoires peu intenses, au lieu de tisanes, on peut se borner à boire dans la journée quelques verres d'eau sucrée avec des sirops de cerise, de gomme, de guimauve ou de capillaire. Mais quand il y a douleur vive, irritation, inflammation violente, il faut, outre le *Rob*, avaler un litre de l'une des tisanes suivantes, qu'on doit varier, telles qu'infusions de mauve, de bourrache, de lierre terrestre, ou décoction d'orge et de chiendent, graine de lin, etc. Une seule de ces plantes suffit; et en général les boissons doivent être peu chargées et agréables à boire. On pourra édulcorer ces tisanes avec les sirops de gomme, de guimauve ou d'orgeat.

Infusions dépuratives. Le *Rob*, étant formé de l'extrait concentré d'un grand nombre de plantes dépuratives, peut dispenser de toute boisson accessoire; cependant ceux qui voudront y associer des tisanes devront employer les suivantes :

Houblon,	Scabieuse,
Pensée sauvage,	Fumeterre,
Racine de patience,	Chicorée sauvage.

Chacune de ces plantes s'emploie séparément à la dose de 10 grammes par litre d'eau bouillante; faites infuser une heure; passez au travers d'un linge et sucrez avec le *Rob*. On doit boire froid trois ou quatre verres de tisane dans les vingt-quatre heures. Les personnes qui ne rentrent chez elles qu'aux heures des repas peuvent boire l'infusion de houblon en mangeant, et s'en servir pour mouiller leur vin, ainsi que pour délayer les doses de *Rob* qu'elles prennent soir et matin.

Décoctions sudorifiques. Ces tisanes se momment ainsi, parce qu'elles tendent à augmenter la transpiration cutanée. On les emploie conjointement avec le *Rob*.

Au premier rang des sudorifiques se trouve la salsepareille, qu'on prendra vingt ou vingt-cinq jours de suite à la dose d'un litre en vingt-quatre heures. Pour la préparer, il suffit de verser un litre d'eau bouillante sur 50 grammes de racine de salsepareille coupée et effilée. On la laisse infuser douze heures ; on tire au clair, et la tisane est faite sans embarras. On doit édulcorer la tisane avec de la racine de réglisse. Si l'estomac ne supportait pas bien une décoction de salsepareille aussi concentrée, on n'en mettrait que 25 ou 30 grammes par litre.

On peut ensuite employer, pendant dix ou douze jours, le bois de gayac râpé à la dose de 60 grammes.

On fait bouillir pendant une heure dans un litre et demi d'eau, jusqu'à réduction d'un litre. Ensuite passez, laissez déposer et décantez, puis édulcorez avec le *Rob*.

On pourra remplacer le gayac par l'une des substances ci-après indiquées :

Racines de bardane,	Tiges de douce amère,
Feuilles de saponaire,	Sassafras.

Prenez 20 grammes pour un litre d'eau bouillante, faites infuser trois heures décantez et sucrez avec le Rob.

Régime. Alimentation. Il faut manger moins qu'à son appétit et se nourrir de préférence de viandes rôties ou bouillies, volaille, œufs frais et légumes bien cuits. On peut avec avantage manger des pruneaux cuits et des compotes de pommes ou de poires non aromatisées.

Il faut fuir les excès en quelque genre que ce soit; s'abstenir de liqueurs, champagne, charcuterie, gibier, salade, cornichons, truffes, homard, et viandes conservées, enfin de tout ce qui est excitant. Quant au café et au chocolat, on peut en prendre à déjeuner, si l'on en a l'habitude.

Il est permis de fumer modérément, et l'on ne doit boire que de l'eau rougie aux repas. On peut vaquer à ses occupations ordinaires et se traiter même en voyageant.

Hygiène. Il est important de se tenir chaudement et d'être bien couvert en hiver. On portera de la flanelle si on ressent des douleurs dans les membres. On couchera dans des chambres bien aérées, et on évitera la trop grande chaleur, surtout dans les maladies de la peau.

L'emploi des bains est généralement assez utile; on peut les prendre à l'eau simple ou avec addition de 500 grammes d'amidon ou 2 kilogrammes de son de froment, que l'on fait bouillir pendant vingt minutes dans 6 litres d'eau : on passe cette décoction au travers d'un linge, et on l'ajoute à l'eau du bain. Ces bains sont généralement un accessoire utile pour la guérison des maladies internes. excepté dans certaines affections telles que le rhumatisme et la goutte. Lorsque l'on veut modifier l'état de la peau, on doit ajouter aux bains 150 grammes de carbonate de soude, connu dans le commerce sous le nom de cristaux de soude.

Pour les dartres, teignes, scrofules, nous conseillons aux malades de prendre deux bains par semaine, avec 100 ou 150 grammes de sulfure de potasse : mais il est entendu qu'il faut continuer le *Rob* si l'on veut que les bains agissent convenablement.

Propriétés médicales du Rob. Le *Rob Boyveau-Laffecteur,* préparé avec le plus grand soin, est bien supérieur à tous les sirops dépuratifs dits de Larrey, de Cuisinier, de salsepareille, de saponaire, etc. Il remplace l'huile de foie de morue, le sirop anti-scorbutique, les essences de salsepareille, ainsi que toutes les préparations à base d'iode, d'or ou de mercure. D'une digestion facile, agréable au goût et à l'odorat, le *Rob* est recommandé par les médecins de tous les pays pour guérir les

Dartres,	Gales dégénérées,
Abcès,	Scrofules,
Cancers,	Scorbut,
Teignes,	Pertes blanches.
Ulcères,	

Toutes ces maladies provenant d'une cause interne, c'est à tort qu'on croirait pouvoir les guérir par une médication externe.

On prescrit aussi le *Rob Boyveau-Laffecteur* pour le traitement des affections des systèmes nerveux et fibreux, telles que :

Goutte,	Hypocondrie,
Douleurs,	Paralysie,
Marasme,	Stérilité,
Rhumatisme,	Amaigrissement.
Impuissance,	

En purifiant les humeurs, le *Rob* régénère le sang et harmonise les fonctions vitales. Aussi peut-on l'essayer et l'employer sans crainte, et souvent avec succès, dans un grand nombre de maladies où il n'est pas spécialement indiqué, telles que :

Rhumes négligés,	Toux opiniâtre,
Anévrisme du cœur,	Asthmes nerveux,
Catarres de vessie,	Rétrécissements,
Ulcères de l'utérus,	Hydrocèle, hydropisie,
Perversion menstruelle,	Gravelle,
Coups de sang,	Coliques périodiques,
Pâles couleurs,	Maladies du foie,
Hémorroïdes,	Gastrite,
Tumeurs blanches,	Gastro-entérite.

Pour obtenir la guérison des maladies chroniques qui ont déjà résisté à plusieurs traitements, il faudra se soumettre à l'emploi du *Rob* au printemps, à l'automne, et recommencer trois ou quatre ans de suite. Nous recom-

mandons surtout aux femmes qui arrivent à l'âge critique d'employer le *Rob* pendant quinze et dix-huit
mois, consécutivement et à petites doses, afin de prévenir les ulcères et autres accidents, si fréquents à cette
période orageuse de la vie.

Le *Rob Boyveau-Laffecteur* a été approuvé par l'ancienne Société royale de médecine, par le décret de
l'an XIII, et fourni à la marine de France, en 1788 et
en 1793 ; en 1850, il a été approuvé en Belgique, par
le ministre de la guerre, pour le service sanitaire de
l'armée belge, et en dernier lieu, il a été officiellement
autorisé pour tout l'empire de Russie. Comme antisyphilitique, le *Rob* a été admis dans les hôpitaux de la
marine française depuis 1788.

Ce *Rob* guérit surtout les maladies syphilitiques que
l'on désigne sous les noms de *primitives, secondaires* et
tertiaires. Cette dernière espèce survient quelquefois
vingt ans après les premiers symptômes, que l'on croyait
annulés. Comme dépuratif puissant, il détruit les accidents occasionnés par le mercure, et il aide la nature à
s'en débarrasser, ainsi que de l'iode, quand on en a
trop pris. C'est le seul remède que l'on doive employer
avec confiance lorsqu'on veut se marier et avoir des ga-
ranties pour la santé de ses enfants et la paix dans son
ménage.

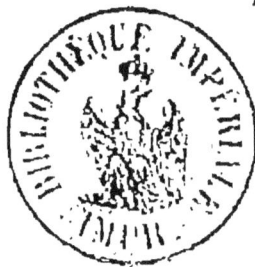

Paris. — Imprimé par E. Thunot et Cᵉ, 26, rue Racine.

GUIDE PRATIQUE

POUR GUÉRIR

LES MALADIES SYPHILITIQUES

Par le Dr GIRAUDEAU (de St-GERVAIS)

1 vol. de 360 pages, avec 24 sujets en taille-douce.

Prix : 1 fr. chez tous les Libraires.

On peut recevoir ce Guide pratique franc de port par la poste en envoyant cinq timbres-poste de 20 c. au docteur GIRAUDEAU, rue Richer, 12, à Paris. Pour l'étranger on peut envoyer des timbres-poste du pays que l'on habite, et on recevra également cet ouvrage franc de port.

MANUEL DE SANTÉ

DICTIONNAIRE
DE MÉDECINE, D'HYGIÈNE
ET DE PHARMACIE PRATIQUES

SUIVI D'OBSERVATIONS DE GUÉRISONS

Par le Dr GIRAUDEAU (de St-GERVAIS)
Chevalier de la Légion d'honneur,

DEUXIÈME ÉDITION

1 volume, édition compacte de 208 pages.

Prix : 70 centimes.

Si on envoie trois timbres-poste de 20 c. au Dr GIRAU-
DEAU, 12, rue Richer, à Paris, on recevra cet ouvrage à
domicile en France franco de port. — Pour l'étranger on
devra payer 1 franc.

On peut aussi se procurer cet ouvrage chez tous les
libraires au prix de 60 centimes. Dans ce volume sont
classées par ordre alphabétique toutes les maladies les plus
ordinaires à l'espèce humaine. Chaque affection s'y trouve
définie par les symptômes essentiels, avec clarté et préci-
sion, et l'on indique les formules les plus usitées pour
les guérir. Cet ouvrage, qui devrait être dans toutes les
familles, contient plus de 160 chapitres différents et
150 formules.

PARIS, CHEZ L'AUTEUR, RUE RICHER, 12.

Paris. — Imprimé par E. Thunot et Cie, 26, rue Racine.

www.ingramcontent.com/pod-product-compliance
Lightning Source LLC
Chambersburg PA
CBHW071258200326
41521CB00009B/1818